Muhammad Waqas
Nauman Wazir
Salma Zeb

Intestino irritável em adolescentes com depressão

Muhammad Waqas
Nauman Wazir
Salma Zeb

Intestino irritável em adolescentes com depressão

Um novo olhar sobre o intestino irritável

ScienciaScripts

Imprint

Any brand names and product names mentioned in this book are subject to trademark, brand or patent protection and are trademarks or registered trademarks of their respective holders. The use of brand names, product names, common names, trade names, product descriptions etc. even without a particular marking in this work is in no way to be construed to mean that such names may be regarded as unrestricted in respect of trademark and brand protection legislation and could thus be used by anyone.

Cover image: www.ingimage.com

This book is a translation from the original published under ISBN 978-620-2-01473-1.

Publisher:
Sciencia Scripts
is a trademark of
Dodo Books Indian Ocean Ltd. and OmniScriptum S.R.L publishing group

120 High Road, East Finchley, London, N2 9ED, United Kingdom
Str. Armeneasca 28/1, office 1, Chisinau MD-2012, Republic of Moldova, Europe
Printed at: see last page
ISBN: 978-620-7-69537-9

Índice

RESUMO

Introdução:

A síndrome do intestino irritável (SII) é uma doença altamente prevalente com um grande peso económico para a saúde, marcado por uma qualidade de vida relacionada com a saúde (QVRS) prejudicada, uma diminuição da produtividade no trabalho e despesas elevadas. A prevalência estimada da SII a nível mundial é de 7% a 10%. Os sintomas incluem dor abdominal, alteração dos hábitos intestinais (obstipação, diarreia ou alternância de diarreia e obstipação), tensão/ distensão abdominal e, por vezes, sintomas dispépticos. A depressão é um problema de saúde comum nos adolescentes de todo o mundo, com uma prevalência estimada de 3-8%. A tristeza extrema e duradoura é o sintoma mais conhecido da depressão, embora os adolescentes possam apresentar uma série de outros sintomas, incluindo irritabilidade, dificuldades escolares e de relacionamento com amigos e familiares.

Objetivo:

Determinar a frequência da síndrome do cólon irritável em adolescentes com depressão.

Material e método:

Este estudo foi efectuado no Departamento de Medicina, PGMI, Lady Reading Hospital Peshawar. O desenho do estudo foi transversal e a duração do estudo foi de seis meses, tendo sido observado um total de 162 doentes, utilizando a fórmula de estimativa da dimensão da amostra, com uma prevalência esperada de SII em adolescentes deprimidos de 29% e um intervalo de confiança de 95% com uma margem de erro de 7%. Para a recolha da amostra, foi utilizada uma técnica de amostragem mais do que consecutiva (não probabilística).

Resultados:

Neste estudo, a idade média foi de 17 anos com DP ± 1,28. Quarenta e cinco por cento das crianças eram do sexo masculino e 65% do sexo feminino. Trinta por cento das crianças sofriam de depressão ligeira, 43% de depressão moderada, 22% de depressão moderada grave e 5% de depressão grave. Trinta por cento das crianças tinham síndrome do intestino irritável, enquanto 70% das crianças não tinham síndrome do intestino irritável.

Conclusão:

O nosso estudo conclui que a incidência da síndrome do intestino irritável em adolescentes que apresentam depressão foi de 30%, pelo que é necessário um tratamento precoce para reduzir o peso económico da doença, marcado pela deterioração da qualidade de vida relacionada com a saúde (QVRS). Além disso, estes dados devem ser divulgados entre os profissionais de saúde para que a investigação futura desenvolva novas estratégias para uma gestão eficaz da SII.

Palavras-chave: síndrome do cólon irritável, adolescentes, depressão

INTRODUÇÃO

A síndrome do intestino irritável (SII) é uma doença altamente prevalente com um grande peso económico para a saúde, marcado por uma qualidade de vida relacionada com a saúde (QVRS) prejudicada, uma diminuição da produtividade no trabalho e despesas elevadas[1]. A prevalência estimada da SII a nível mundial é de 7% a 10%[2]. Os sintomas incluem dor abdominal, alteração dos hábitos intestinais (obstipação, diarreia ou alternância de diarreia e obstipação), tensão/ distensão abdominal e, por vezes, sintomas dispépticos.

A depressão é um problema de saúde comum nos adolescentes de todo o mundo, com uma prevalência estimada de 3-8%[3]. A tristeza extrema e duradoura é o sintoma mais conhecido da depressão, embora os adolescentes possam apresentar uma série de outros sintomas, incluindo irritabilidade, dificuldades escolares e de relacionamento com amigos e familiares.

Num estudo recente realizado entre doentes psiquiátricos adolescentes, a prevalência estimada de SCI foi de 19% na esquizofrenia, 29% na depressão e 46% na perturbação de pânico, entre outras perturbações[4]. Num outro estudo realizado em Karachi em 2012, verificou-se que os estudantes com vários tipos de stress mental e depressão eram mais propensos a desenvolver SCI[5]. No entanto, ainda não existe investigação adequada nesta área.

Por conseguinte, este estudo seria útil para determinar a frequência da síndrome do cólon irritável em adolescentes que apresentam depressão, com vista a um diagnóstico atempado e a um tratamento precoce. O tratamento precoce reduzirá o peso económico da doença, marcado por uma deterioração da qualidade de vida relacionada com a saúde (QVRS). Os dados serão divulgados entre os profissionais de saúde para que a investigação futura desenvolva novas estratégias para uma gestão eficaz da SII.

ADOLESCÊNCIA

A adolescência (do latim *adolescere,* que significa "crescer")[1] é uma fase de transição do desenvolvimento humano físico e psicológico que ocorre geralmente durante o período que vai da puberdade até à idade adulta legal (maioridade)[1][2][3]. O período da adolescência está mais associado à adolescência[3][4][5][6], embora as suas expressões físicas, psicológicas e culturais possam começar mais cedo e terminar mais tarde. Por exemplo, embora a puberdade tenha sido historicamente associada ao início do desenvolvimento da adolescência,[7][8][9] atualmente começa normalmente antes da adolescência e tem havido uma mudança normativa da sua ocorrência na pré-adolescência, particularmente no sexo feminino (ver puberdade precoce).[4][10][11] O crescimento físico, distinto da puberdade (particularmente no sexo masculino), e o desenvolvimento cognitivo geralmente observado na adolescência, podem também prolongar-se até aos vinte e poucos anos. Assim, a idade cronológica fornece apenas um marcador aproximado da adolescência, e os académicos têm tido dificuldade em chegar a acordo sobre uma definição precisa da adolescência.[10][11][12][13]

Uma compreensão aprofundada da adolescência na sociedade depende de informações provenientes de várias perspectivas, incluindo a psicologia, a biologia, a história, a sociologia, a educação e a antropologia. Em todas estas perspectivas, a adolescência é vista como um período de transição entre a infância e a idade adulta, cujo objetivo cultural é a preparação das crianças para o papel de adulto.[14]É um período de múltiplas transições que envolvem educação, formação, emprego e desemprego, bem como transições de uma circunstância de vida para outra.[15]

O fim da adolescência e o início da idade adulta variam consoante o país e a função e, além disso, mesmo dentro de um único Estado-nação ou cultura, pode haver diferentes idades em que um indivíduo é considerado (cronológica e legalmente) suficientemente maduro para que a sociedade lhe confie determinados privilégios e responsabilidades. Estes marcos incluem a condução de um veículo, a prática de relações sexuais legais, o serviço nas forças armadas ou num júri, a compra e o consumo de álcool, o voto, a celebração de contratos, a conclusão de determinados níveis de ensino e o casamento. A adolescência é geralmente acompanhada por uma maior independência permitida pelos pais ou tutores legais, incluindo uma menor supervisão em comparação com a pré-adolescência.

No estudo do desenvolvimento do adolescente, [16]a adolescência pode ser definida biologicamente, como a transição física marcada pelo início da puberdade e pelo fim do crescimento físico; cognitivamente, como as mudanças na capacidade de pensar de forma abstrata e multidimensional; ou socialmente, como um período de preparação para os papéis adultos. As principais mudanças pubertárias e biológicas incluem alterações nos órgãos sexuais, altura, peso e massa muscular, bem como grandes mudanças na estrutura e organização do cérebro. Os progressos cognitivos englobam tanto o aumento dos conhecimentos como a capacidade de pensar de forma abstrata e de raciocinar mais eficazmente. O estudo do desenvolvimento dos adolescentes envolve frequentemente colaborações interdisciplinares. Por exemplo, os investigadores em neurociência ou saúde bio-comportamental podem centrar-se nas alterações pubertárias da estrutura cerebral e nos seus efeitos na cognição ou nas relações sociais. Os sociólogos interessados na adolescência podem centrar-se na aquisição de papéis sociais (por exemplo, trabalhador ou parceiro romântico) e na forma como isso varia consoante as culturas ou as condições sociais. [17]Os psicólogos do desenvolvimento podem centrar-se nas alterações das relações com os pais e os pares em função da estrutura escolar e do estatuto pubertário.[18]

Desenvolvimento biológico

A puberdade em geral

A puberdade é um período de vários anos em que ocorre um rápido crescimento físico e mudanças psicológicas, culminando na maturidade sexual. O início da puberdade ocorre, em média, aos 10 ou 11 anos para as raparigas e aos 11 ou 12 anos para os rapazes. [19][20]O calendário individual da puberdade de cada pessoa é influenciado principalmente pela hereditariedade, embora os factores ambientais, como a alimentação e o exercício físico, também exerçam alguma influência. [21][22]Estes factores podem também contribuir para uma puberdade precoce ou retardada. [13][22] Algumas das partes mais significativas do desenvolvimento pubertário envolvem alterações fisiológicas distintas na altura, peso, composição corporal e sistemas circulatório e respiratório dos indivíduos. [23]Estas alterações são largamente influenciadas pela atividade hormonal. As hormonas desempenham um papel organizacional, preparando o corpo para se comportar de uma determinada forma quando a puberdade começa, [24]e um papel ativo, referindo-se a alterações nas hormonas durante a adolescência que desencadeiam mudanças comportamentais e físicas.[25]

A puberdade ocorre através de um longo processo e começa com um aumento da produção hormonal, que por sua vez provoca uma série de alterações físicas. É a fase da vida em que a criança desenvolve características sexuais secundárias (por exemplo, uma voz mais grave e um pomo de Adão maior nos rapazes, e o desenvolvimento dos seios e de ancas mais curvas e proeminentes nas raparigas) à medida que o seu equilíbrio hormonal se altera fortemente para um estado adulto. Isto é desencadeado pela glândula pituitária, que segrega uma onda de agentes hormonais na corrente sanguínea, dando início a uma reação em cadeia. As gónadas masculinas e femininas são subsequentemente activadas, o que as coloca num estado de rápido crescimento e desenvolvimento; as gónadas activadas começam agora a produção em massa dos químicos necessários. Os testículos libertam sobretudo testosterona e os ovários libertam sobretudo estrogénios. A produção destas hormonas aumenta gradualmente até se atingir a maturação sexual. Alguns rapazes podem desenvolver ginecomastia devido a um desequilíbrio das hormonas sexuais, à reatividade dos tecidos ou à obesidade. [26][27] Os pêlos faciais nos homens aparecem normalmente numa ordem específica durante a puberdade: O primeiro pelo facial a aparecer tende a crescer nos cantos do lábio superior, normalmente entre os 14 e os 17 anos de idade. [28][29]Em seguida, espalha-se para formar um bigode em todo o lábio superior. Segue-se o aparecimento de pêlos na parte superior das bochechas e na zona sob o lábio inferior. [28]Os pêlos acabam por se espalhar para os lados e para o bordo inferior do queixo, e para o resto da parte inferior do rosto, formando uma barba completa. [28]Tal como acontece com a maioria dos processos biológicos humanos, esta ordem específica pode variar consoante os indivíduos. Os pêlos faciais estão frequentemente presentes no final da adolescência, por volta dos 17 e 18 anos, mas podem não aparecer até muito mais tarde. [29][30]Alguns homens só desenvolvem pêlos faciais completos 10 anos após a puberdade. Os pêlos faciais [29]continuam a tornar-se mais grossos, mais escuros e mais espessos durante mais 2 a 4 anos após a puberdade.[29]

O principal marco da puberdade nos homens é a primeira ejaculação, que ocorre, em média, aos 13 anos. Para as [31]mulheres, é a menarca, o início da menstruação, que ocorre, em média, entre os 12 e os 13 anos.[21][32][33][34] A idade da menarca é influenciada pela hereditariedade, mas a alimentação e o estilo de vida da rapariga também contribuem. [21]Independentemente dos genes, uma rapariga deve ter uma certa proporção de gordura corporal para atingir a menarca. [21]Consequentemente, as raparigas que têm uma dieta rica em gordura e que não são fisicamente activas começam a menstruar mais cedo, em média, do que as raparigas cuja dieta contém menos gordura e cujas actividades envolvem exercícios que reduzem a gordura (por exemplo, ballet e ginástica). [21][22]As raparigas que sofrem de má nutrição ou que vivem em sociedades em que se espera que as crianças realizem trabalho físico também começam a menstruar mais tarde.[21]

A altura da puberdade pode ter consequências psicológicas e sociais importantes. Os rapazes que amadurecem cedo são normalmente mais altos e mais fortes do que os seus amigos. [35]Têm vantagem em captar a atenção de potenciais parceiras e em serem escolhidos a dedo para desportos. Os rapazes púberes tendem frequentemente a ter uma boa imagem corporal, são mais confiantes, seguros e mais independentes. [36]Os rapazes com maturidade tardia podem ser menos confiantes devido a uma má imagem corporal quando se comparam com amigos e pares já desenvolvidos. No entanto, a puberdade precoce nem sempre é positiva para os rapazes; a maturação sexual precoce nos rapazes pode ser acompanhada por um aumento da agressividade devido ao pico de hormonas que os afecta. [36] Por parecerem mais velhos do que os seus pares, os rapazes púberes podem enfrentar uma maior pressão social para se conformarem com as normas dos adultos; a sociedade pode vê-los como mais avançados emocionalmente, apesar de o seu desenvolvimento cognitivo e social poder ficar aquém da sua aparência. [36]Estudos demonstraram que os rapazes que amadurecem mais cedo têm maior probabilidade de serem sexualmente activos e de participarem em comportamentos de risco.[37]

Para as raparigas, a maturação precoce pode por vezes levar a um aumento da autoconsciência, embora seja um aspeto típico da maturação feminina. [38] Devido ao desenvolvimento antecipado do seu corpo, as raparigas púberes podem tornar-se mais inseguras. [38]Consequentemente, as raparigas que atingem a maturação sexual mais cedo têm mais probabilidades de desenvolver perturbações alimentares do que os seus pares. Quase metade das dietas das raparigas americanas do ensino secundário são para perder peso. [38]Além disso, as raparigas podem ter de lidar com avanços sexuais de rapazes mais velhos antes de estarem emocional e mentalmente maduras. Para [39]além de terem experiências sexuais mais precoces e mais gravidezes indesejadas do que as raparigas que amadurecem mais tarde, as raparigas que amadurecem mais cedo estão mais expostas ao abuso de álcool e de drogas. As raparigas [40]que tiveram tais experiências tendem a ter um desempenho escolar inferior ao das suas colegas "inexperientes".[41]

As raparigas atingem normalmente o desenvolvimento físico completo por volta dos 1517 anos,[3][20][42] enquanto os rapazes completam normalmente a puberdade por volta dos 1617 anos.[20][42][43] Qualquer aumento de altura para além da idade pós-puberal é pouco frequente. As raparigas atingem a maturidade reprodutiva cerca de quatro anos após o aparecimento das primeiras alterações físicas da puberdade. [3]Em contrapartida, os rapazes aceleram mais lentamente, mas continuam a crescer durante cerca de seis anos após as primeiras alterações pubertárias visíveis.[36][43]

Surto de crescimento

O estirão de crescimento na adolescência é um aumento rápido da altura e do peso do indivíduo durante a puberdade, resultante da libertação simultânea de hormonas de crescimento, hormonas da tiroide e androgénios. [44] Os homens experimentam o seu estirão de crescimento cerca de dois anos mais tarde, em média, do que as mulheres. Durante o pico de velocidade de crescimento em altura (a altura de crescimento mais rápido), os adolescentes crescem a uma taxa de crescimento quase idêntica à de uma criança - cerca de 10,3 cm por ano para os homens e 9 cm para as mulheres. [45]Para além das alterações na altura, os adolescentes também registam um aumento significativo de peso (Marshall, 1978). O peso ganho durante a adolescência constitui quase metade do peso corporal de um adulto. Os [45]adolescentes e os primeiros adultos do sexo masculino podem continuar a ganhar crescimento muscular natural mesmo após a puberdade.[36]

O crescimento acelerado de diferentes partes do corpo ocorre em alturas diferentes, mas para todos os adolescentes tem uma sequência bastante regular. As primeiras zonas a crescer são as extremidades - a cabeça, as mãos e os pés - seguidas dos braços e das pernas e depois do tronco e dos ombros. [46]Este crescimento não uniforme é uma das razões pelas quais o corpo de um adolescente pode parecer desproporcionado.

Durante a puberdade, os ossos tornam-se mais duros e mais frágeis. No final da puberdade, as extremidades dos ossos longos fecham-se durante o processo chamado epífise. Podem existir diferenças étnicas nestas alterações do esqueleto. Por exemplo, nos Estados Unidos da América, a densidade óssea aumenta significativamente mais nos adolescentes negros do que nos brancos, o que pode explicar a menor probabilidade de as mulheres negras desenvolverem osteoporose e de terem menos fracturas ósseas.[47]

Outro conjunto de alterações físicas significativas durante a puberdade ocorre na distribuição corporal de gordura e músculo. Este processo é diferente no sexo feminino e no sexo masculino. Antes da puberdade, quase não existem diferenças entre os sexos na distribuição da gordura e do músculo; durante a puberdade, os rapazes desenvolvem o músculo muito mais rapidamente do que as raparigas, embora ambos os sexos tenham um rápido desenvolvimento muscular. Em contrapartida, embora ambos os sexos registem um aumento da gordura corporal, esse aumento é muito mais significativo nas raparigas.

Frequentemente, o aumento de gordura nas raparigas ocorre nos anos imediatamente anteriores à puberdade. A relação entre músculo e gordura nos rapazes pós-púberes é de cerca de três para um, enquanto nas raparigas é de cerca de cinco para quatro. Este facto pode ajudar a explicar as diferenças entre os sexos no desempenho atlético.[48]

O desenvolvimento pubertário também afecta os sistemas circulatório e respiratório, uma vez que o coração e os pulmões dos adolescentes aumentam tanto em tamanho como em capacidade. Estas alterações conduzem a um aumento da força e da tolerância ao exercício. As diferenças entre os sexos são evidentes, uma vez que os homens tendem a desenvolver "corações e pulmões maiores, uma pressão arterial sistólica mais elevada, uma frequência cardíaca em repouso mais baixa, uma maior capacidade de transporte de oxigénio para o sangue, um maior poder de neutralização dos produtos químicos do exercício muscular, uma maior hemoglobina no sangue e mais glóbulos vermelhos".[49]

Apesar de algumas diferenças genéticas entre os sexos, os factores ambientais desempenham um papel importante nas alterações biológicas durante a adolescência. Por exemplo, as raparigas tendem a reduzir a sua atividade física na pré-adolescência [50][51] e podem receber uma nutrição inadequada através de dietas que frequentemente carecem de nutrientes importantes, como o ferro. [52]Estas influências ambientais, por sua vez, afectam o desenvolvimento físico feminino.

Alterações relacionadas com a reprodução

As características sexuais primárias são as que estão diretamente relacionadas com os órgãos sexuais. No sexo masculino, as primeiras fases da puberdade envolvem o crescimento dos testículos e do escroto, seguido do crescimento do pénis. [53]Na altura em que o pénis se desenvolve, as vesículas seminais, a próstata e a glândula bulbouretral também aumentam de tamanho e desenvolvem-se. A primeira ejaculação do líquido seminal ocorre, geralmente, cerca de um ano após o início do crescimento acelerado do pénis, embora isto seja muitas vezes determinado culturalmente e não biologicamente, uma vez que para muitos rapazes a primeira ejaculação ocorre como resultado da masturbação. [46]Os rapazes são geralmente férteis antes de terem uma aparência adulta.[44]

Nas mulheres, as alterações das características sexuais primárias envolvem o crescimento do útero, da vagina e de outros aspectos do sistema reprodutor. A menarca, o início da menstruação, é um desenvolvimento relativamente tardio que se segue a uma longa série de alterações hormonais. [54] Geralmente, uma rapariga não é totalmente fértil até vários anos após a menarca, uma vez que a ovulação regular se segue à menarca em cerca de dois anos. [55]Por conseguinte, ao contrário dos homens, as mulheres parecem fisicamente maduras antes de serem capazes de engravidar.

As alterações das características sexuais secundárias incluem todas as alterações que não estão diretamente relacionadas com a reprodução sexual. Nos homens, estas alterações envolvem o aparecimento de pêlos púbicos, faciais e corporais, o aprofundamento da voz, a rugosidade da pele à volta dos braços e das coxas e o aumento do desenvolvimento das glândulas sudoríparas. Nas mulheres, as alterações sexuais secundárias envolvem a elevação dos seios, o alargamento das ancas, o desenvolvimento de pêlos púbicos e axilares, o alargamento das aréolas e a elevação dos mamilos. [56]As mudanças nas características sexuais secundárias que ocorrem durante a puberdade são frequentemente referidas em termos das cinco fases de Tanner, [57] nome do pediatra britânico que concebeu o sistema de categorização.

Alterações no cérebro

O cérebro humano não está completamente desenvolvido na altura em que uma pessoa atinge a puberdade. Entre os 10 e os 25 anos de idade, o cérebro sofre alterações que têm implicações importantes no comportamento (ver Desenvolvimento cognitivo abaixo). O cérebro atinge 90% do seu tamanho adulto quando uma pessoa tem seis anos de idade. [58]Assim, o cérebro não aumenta muito de tamanho durante a adolescência. No entanto, as pregas do cérebro continuam a tornar-se mais complexas até ao final da adolescência. As maiores alterações nas pregas do cérebro durante este período ocorrem nas partes do córtex que processam a informação cognitiva e emocional.[58]

Ao longo da adolescência, a quantidade de matéria branca no cérebro aumenta linearmente, enquanto a quantidade de matéria cinzenta no cérebro segue um padrão em U invertido. Através de um processo chamado poda sináptica, as ligações neuronais desnecessárias no cérebro são eliminadas e a quantidade de massa cinzenta é reduzida. No entanto, isto não significa que o cérebro perca funcionalidade; pelo contrário, torna-se mais eficiente devido ao aumento da mielinização (isolamento dos axónios) e à redução das vias não utilizadas.[59]

As primeiras áreas do cérebro a serem podadas são as que envolvem funções primárias, como as áreas motoras e sensoriais. As áreas do cérebro envolvidas em processos mais complexos perdem matéria mais tarde no desenvolvimento. Estas incluem o córtex lateral e o córtex pré-frontal, entre outras regiões. [60]Algumas das alterações cerebrais mais significativas do ponto de vista do desenvolvimento ocorrem no córtex pré-frontal, que está envolvido na tomada de decisões e no controlo cognitivo, bem como noutras funções cognitivas superiores. Durante a adolescência, a mielinização e a poda sináptica no córtex pré-frontal aumentam, melhorando a eficiência do processamento da informação, e as ligações neuronais entre o córtex pré-frontal e outras regiões do cérebro são reforçadas. [61]Isto leva a uma melhor avaliação dos riscos e das recompensas, bem como a um melhor controlo dos impulsos. Especificamente, os desenvolvimentos no córtex pré-frontal dorsolateral são importantes para controlar os impulsos e planear o futuro, enquanto o desenvolvimento do córtex pré-frontal ventromedial é importante para a tomada de decisões. As alterações no córtex orbitofrontal são importantes para a avaliação das recompensas e dos riscos.

Três neurotransmissores que desempenham papéis importantes no desenvolvimento do cérebro dos adolescentes são o glutamato, a dopamina e a serotonina. O glutamato é um neurotransmissor excitatório. Durante a poda sináptica que ocorre durante a adolescência, a maioria das conexões neurais que são podadas contêm receptores para o glutamato ou outros neurotransmissores excitatórios. [62]Por este motivo, no início da idade adulta, o equilíbrio sináptico no cérebro é mais inibitório do que excitatório.

A dopamina está associada ao prazer e à sintonização com o ambiente durante a tomada de decisões. Durante a adolescência, os níveis de dopamina no sistema límbico aumentam e a entrada de dopamina no córtex pré-frontal aumenta. [63]O equilíbrio entre os neurotransmissores excitatórios e inibitórios e o aumento da atividade dopaminérgica na adolescência podem ter implicações na assunção de riscos e na vulnerabilidade ao tédio na adolescência (ver Desenvolvimento cognitivo abaixo).

A serotonina é um neuromodulador envolvido na regulação do humor e do comportamento. O desenvolvimento do sistema límbico desempenha um papel importante na determinação de recompensas e castigos e no processamento da experiência emocional e da informação social. As alterações nos níveis dos neurotransmissores dopamina e serotonina no sistema límbico tornam os adolescentes mais emotivos e mais sensíveis às recompensas e ao stress. O correspondente aumento da variabilidade emocional também pode aumentar a vulnerabilidade dos adolescentes. O efeito da serotonina não se limita ao sistema límbico: A expressão genética de vários receptores de serotonina altera-se drasticamente durante a adolescência, nomeadamente no córtex frontal e pré-frontal humano. [64] **Desenvolvimento cognitivo**

A adolescência é também um período de rápido desenvolvimento cognitivo. [65] Piaget descreve a adolescência como a fase da vida em que os pensamentos do indivíduo começam a assumir uma forma mais abstrata e os pensamentos egocêntricos diminuem. Isto permite ao indivíduo pensar e raciocinar numa perspetiva mais ampla. [66]Uma combinação de estudos comportamentais e de fMRI demonstrou o desenvolvimento das funções executivas, ou seja, das competências cognitivas que permitem o controlo e a coordenação dos pensamentos e do comportamento, geralmente associadas ao córtex pré-frontal. [67]Os pensamentos, ideias e conceitos desenvolvidos neste período da vida influenciam grandemente a vida futura, desempenhando um papel importante na formação do carácter e da personalidade.[68]

As alterações biológicas na estrutura cerebral e na conetividade do cérebro interagem com o aumento da experiência, dos conhecimentos e das exigências sociais para produzir um crescimento cognitivo rápido (ver Alterações no cérebro acima). A idade em que ocorrem determinadas alterações varia de indivíduo para indivíduo, mas as alterações a seguir referidas começam geralmente na puberdade ou pouco depois e algumas competências continuam a desenvolver-se à medida que o adolescente envelhece.

Perspectivas teóricas

Existem duas perspectivas sobre o pensamento dos adolescentes. Uma é a perspetiva construtivista do desenvolvimento cognitivo. Baseada no trabalho de Piaget, adopta uma abordagem quantitativa, baseada na teoria do estado, e coloca a hipótese de que a melhoria cognitiva dos adolescentes é relativamente súbita e drástica. A segunda é a perspetiva do processamento da informação, que deriva do estudo da inteligência artificial e tenta explicar o desenvolvimento cognitivo em termos do crescimento de componentes específicos do processo de pensamento.

Melhoria das capacidades cognitivas

Quando os indivíduos atingem os 15 anos de idade, as suas capacidades básicas de raciocínio são comparáveis às dos adultos. Estas melhorias ocorrem em cinco domínios durante a adolescência:

1.   Atenção. São observadas melhorias na atenção selectiva, o processo pelo qual uma pessoa se concentra num estímulo enquanto afasta outro. A atenção dividida, a capacidade de prestar atenção a dois ou mais estímulos ao mesmo tempo, também melhora.[69][70]

2.   Memória. São observadas melhorias tanto na memória de trabalho como na memória de longo prazo.[71]

3.   Velocidade de processamento. Os adolescentes pensam mais rapidamente do que as crianças. A velocidade de processamento melhora acentuadamente entre os cinco anos e o meio da adolescência; depois começa a estabilizar-se aos 15 anos e não parece alterar-se entre o final da adolescência e a idade adulta.[72]

4.   Organização. Os adolescentes estão mais conscientes dos seus próprios processos de pensamento e podem utilizar dispositivos mnemónicos e outras estratégias para pensar de forma mais eficiente.[73]

5.   Metacognição.

Estudos efectuados desde 2005 indicam que o cérebro não está totalmente formado até aos vinte e poucos anos.[74]

Pensamento hipotético e abstrato

O pensamento dos adolescentes está menos ligado a acontecimentos concretos do que o das crianças: podem contemplar possibilidades fora do âmbito do que existe atualmente. Uma manifestação da maior facilidade do adolescente em pensar em possibilidades é a melhoria da capacidade de raciocínio dedutivo, que leva ao desenvolvimento do pensamento hipotético. Este permite planear o futuro, prever as consequências futuras de uma ação e fornecer explicações alternativas para os acontecimentos. Também torna os adolescentes mais hábeis em debates, pois podem argumentar contra as suposições de um amigo ou dos pais. Os adolescentes também desenvolvem uma compreensão mais sofisticada da probabilidade.

O aparecimento de um pensamento mais sistemático e abstrato é outro aspeto notável do desenvolvimento cognitivo durante a adolescência. Por exemplo, os adolescentes têm mais facilidade do que as crianças em compreender os tipos de lógica abstrata de ordem superior inerentes aos trocadilhos, provérbios, metáforas e analogias. A sua maior facilidade permite-lhes apreciar as formas como a linguagem pode ser utilizada para transmitir múltiplas mensagens, como a sátira, a metáfora e o sarcasmo. (As crianças com menos de nove anos muitas vezes não conseguem compreender o sarcasmo.) [75]Isto também permite a aplicação de processos avançados de raciocínio e lógica a questões sociais e ideológicas, tais como relações interpessoais, política, filosofia, religião, moralidade, amizade, fé, democracia, justiça e honestidade.

Metacognição

Um terceiro ganho na capacidade cognitiva envolve pensar sobre o próprio pensamento, um processo designado por metacognição. Trata-se frequentemente de monitorizar a própria atividade cognitiva durante o processo de pensamento. A melhoria do conhecimento dos adolescentes sobre os seus próprios padrões de pensamento leva a um melhor autocontrolo e a um estudo mais eficaz. Também é relevante na cognição social, resultando numa maior introspeção, consciência de si próprio e intelectualização (no sentido de pensar sobre os seus próprios pensamentos, em vez da definição freudiana como mecanismo de defesa). Os adolescentes são muito mais capazes do que as crianças de compreender que as pessoas não têm um controlo total sobre a sua atividade mental. A capacidade de introspeção pode levar a duas formas de egocentrismo adolescente, o que resulta em dois problemas distintos de pensamento: o público imaginário e a fábula pessoal. É provável que estes problemas atinjam o seu auge aos quinze anos, juntamente com a autoconsciência em geral. [76] Relacionada com a metacognição e o pensamento abstrato, a tomada de perspetiva envolve uma teoria da mente mais sofisticada. [77]Os adolescentes atingem uma fase de tomada de perspetiva social em que podem compreender como os pensamentos ou acções de uma pessoa podem influenciar os de outra pessoa, mesmo que não estejam pessoalmente envolvidos.[78]

Pensamento relativista

Em comparação com as crianças, os adolescentes são mais propensos a questionar as afirmações dos outros e menos propensos a aceitar os factos como verdades absolutas.

Através da experiência fora do círculo familiar, aprendem que as regras que lhes foram ensinadas como absolutas são, de facto, relativistas. Começam a distinguir entre as regras instituídas pelo senso comum - não tocar num fogão quente - e as que se baseiam em padrões culturalmente relativos (códigos de etiqueta, não namorar até uma certa idade), uma delimitação que as crianças mais novas não fazem. Isto pode levar a um período de questionamento da autoridade em todos os domínios.[79]

Sabedoria

A sabedoria, ou a capacidade de discernimento e de julgamento que se desenvolve através da experiência, [80]aumenta entre os catorze e os vinte e cinco anos, estabilizando depois. Assim, é durante a transição adolescência-adulto que os indivíduos adquirem o tipo de sabedoria que está associado à idade. A sabedoria não é o mesmo que a inteligência: os adolescentes não melhoram substancialmente nos testes de QI, uma vez que as suas pontuações são relativas a outros do mesmo grupo etário, e a posição relativa geralmente não muda - todos amadurecem aproximadamente ao mesmo ritmo desta forma.

Assumir riscos

Tendo em conta que a maioria das lesões sofridas pelos adolescentes está relacionada com comportamentos de risco (acidentes de viação, álcool, sexo desprotegido), tem sido feita muita investigação sobre a assunção de riscos por parte dos adolescentes, em especial sobre se e porque é que os adolescentes são mais propensos a correr riscos do que os adultos. A teoria comportamental da tomada de decisões propõe que tanto os adolescentes como os adultos ponderem as potenciais recompensas e consequências de uma ação. No entanto, a investigação demonstrou que os adolescentes parecem dar mais importância às recompensas, em especial às recompensas sociais, do que os adultos.[81]

Durante a adolescência, a aprovação dos pares é extremamente importante como recompensa, devido ao aumento da auto-consciência dos adolescentes. Pode haver benefícios evolutivos para uma maior propensão para a assunção de riscos na adolescência - sem a assunção de riscos, os adolescentes não teriam a motivação ou a confiança necessárias para efetuar a mudança na sociedade da infância para a idade adulta. Pode também ter vantagens reprodutivas: os adolescentes têm uma nova prioridade na atração sexual e no namoro, e a assunção de riscos é necessária para impressionar os potenciais parceiros. A investigação também indica que a procura de sensações de base pode afetar o comportamento de risco ao longo da vida.[82][83]

Dadas as potenciais consequências, o envolvimento em comportamentos sexuais é consideravelmente arriscado, especialmente para os adolescentes. Ter relações sexuais desprotegidas, utilizar métodos anticoncepcionais inadequados (por exemplo, abstinência), ter múltiplos parceiros sexuais e uma comunicação deficiente são alguns dos aspectos do comportamento sexual que o tornam arriscado. Algumas qualidades da vida dos adolescentes que estão frequentemente correlacionadas com o comportamento sexual de risco incluem taxas mais elevadas de abusos sofridos e taxas mais baixas de apoio e monitorização por parte dos pais. [84]A adolescência é também normalmente uma época de questionamento da sexualidade e do género. Isto pode envolver a experimentação íntima com pessoas que se identificam com o mesmo género, bem como com pessoas de géneros diferentes.

Desenvolvimento psicológico

O estudo formal da psicologia da adolescência começou com a publicação de "Adolescence in 1904" de G. Stanley Hall. Hall, que foi o primeiro presidente da

Associação Americana de Psicologia, via a adolescência principalmente como um período de turbulência e agitação interna (*sturm und drang*). Este entendimento da adolescência baseava-se em duas formas então novas de compreender o comportamento humano: A teoria evolutiva de Darwin e a teoria psicodinâmica de Freud. Hall acreditava que a adolescência era uma representação da mudança filogenética dos nossos antepassados humanos de primitivos para civilizados. As afirmações de Hall permaneceram relativamente incontestadas até à década de 1950, altura em que psicólogos como Erik Erikson e Anna Freud começaram a formular as suas próprias teorias sobre a adolescência. Freud acreditava que as perturbações psicológicas associadas à adolescência tinham uma base biológica e eram culturalmente universais, enquanto Erikson se centrava na dicotomia entre a formação da identidade e a realização do papel. [85] Mesmo com as suas diferentes teorias, estes três psicólogos concordavam que a adolescência era inerentemente um período de perturbação e confusão psicológica. Os aspectos menos turbulentos da adolescência, como as relações entre pares e a influência cultural, foram largamente ignorados até à década de 1980. Desde os anos 50 até aos anos 80, o foco do campo centrou-se principalmente na descrição de padrões de comportamento, em vez de os explicar.[85]

Jean Macfarlane fundou, em 1927, o Instituto de Desenvolvimento Humano da Universidade da Califórnia em Berkeley, originalmente designado Instituto de Bem-Estar Infantil. [86]O Instituto foi fundamental para o início de estudos sobre o desenvolvimento normal, em contraste com o trabalho anterior que tinha sido dominado por teorias baseadas em personalidades patológicas. [86] Os estudos analisaram o desenvolvimento humano durante a Grande Depressão e a Segunda Guerra Mundial, circunstâncias históricas únicas em que uma geração de crianças cresceu. O Oakland Growth Study, iniciado por Harold Jones e Herbert Stolz em 1931, tinha por objetivo estudar o desenvolvimento físico, intelectual e social das crianças da zona de Oakland. A recolha de dados começou em 1932 e continuou até 1981, permitindo aos investigadores recolher dados longitudinais sobre os indivíduos que se estendiam da adolescência à idade adulta. Jean Macfarlane lançou o Berkeley Guidance Study, que examinou o desenvolvimento das crianças em função do seu contexto socioeconómico e familiar. [87]Estes estudos serviram de base para Glen Elder, na década de 1960, propor uma perspetiva do desenvolvimento do adolescente ao longo da vida. Elder formulou vários princípios descritivos do desenvolvimento dos adolescentes. O princípio do tempo histórico e do lugar afirma que o desenvolvimento de um indivíduo é moldado pelo período de tempo e pelo local em que cresce. O princípio da importância do momento na vida de uma pessoa refere-se ao impacto diferente que os acontecimentos da vida têm no desenvolvimento, consoante o momento da vida em que ocorrem. A ideia de vidas interligadas afirma que o desenvolvimento de uma pessoa é moldado pela rede interligada de relações de que faz parte; e o princípio da agência humana afirma que o curso de vida de uma pessoa é construído através das escolhas e acções de um indivíduo no contexto do seu período histórico e da sua rede social. [88] Em 1984, a Society for Research on Adolescence (SRA) tornou-se a primeira organização oficial dedicada ao estudo da psicologia da adolescência. Algumas das questões abordadas pela primeira vez por este grupo incluem: o debate natureza versus educação no que diz respeito à adolescência; a compreensão das interacções entre os adolescentes e o seu ambiente; e a consideração da cultura, dos grupos sociais e do contexto histórico ao interpretar o comportamento dos adolescentes. [85] Biólogos evolucionistas como Jeremy Griffith estabeleceram paralelos entre a psicologia da adolescência e a evolução do desenvolvimento dos humanos modernos a partir dos antepassados hominídeos como uma manifestação da ontogenia recapitulando a filogenia.[89]

SÍNDROME DO CÓLON IRRITÁVEL

A síndrome do intestino irritável é uma perturbação intestinal funcional recorrente definida por critérios de diagnóstico baseados em sintomas, na ausência de causas orgânicas detectáveis. O conjunto sintomático não é específico da SII, uma vez que estes sintomas podem ser sentidos ocasionalmente por quase todos os indivíduos.

Para distinguir a SII dos sintomas intestinais transitórios, os peritos sublinharam a natureza crónica e recidivante da SII e propuseram critérios de diagnóstico baseados na taxa de ocorrência dos sintomas.

Algumas características da SII são:

•   Não se sabe se está associado a um risco acrescido de desenvolvimento de cancro ou de doença inflamatória intestinal, ou a um aumento da mortalidade.

•   Gera custos directos e indirectos significativos em matéria de cuidados de saúde.

•   Nenhum substrato fisiopatológico foi demonstrado na SII.

•   Pode ocorrer uma transição da SII para outros transtornos gastrointestinais sintomáticos (por exemplo, doença do refluxo gastroesofágico, dispepsia e constipação funcional) e uma sobreposição com eles.

•   A doença causa geralmente sintomas a longo prazo:

- Pode ocorrer em episódios.

- Os sintomas variam e podem estar relacionados com as refeições.

- Os sintomas interferem na vida quotidiana e no funcionamento social de muitos doentes.

- Por vezes, os sintomas parecem desenvolver-se em consequência de uma infeção intestinal grave ou ser precipitados por acontecimentos importantes da vida, ou num período de stress considerável.

Em geral, há uma falta de reconhecimento da doença; muitos pacientes com sintomas de SII não consultam um médico e não são formalmente diagnosticados. A SII gera custos directos e indirectos significativos para os cuidados de saúde.

SUBCLASSIFICAÇÃO DO IBS

De acordo com os critérios de Roma III e com base nas características das fezes do doente:

*   SII com diarreia (SII-D):

- Fezes soltas > 25% do tempo e fezes duras < 25% do tempo

- Até um terço dos casos

- Mais comum nos homens

*   SII com obstipação (SII-C):

- Fezes duras > 25% do tempo e fezes moles < 25% do tempo

- Até um terço dos casos

- Mais comum nas mulheres

*   SII com hábitos intestinais mistos ou padrão cíclico (SII-M) :

- Fezes duras e moles > 25% do tempo

- Um terço a metade dos casos

No entanto, há que ter em conta que:

*   É frequente os doentes transitarem entre estes subgrupos.

*   Os sintomas de diarréia e constipação são comumente mal interpretados nos pacientes com SII. Assim, muitos pacientes com SII que se queixam de "diarréia" estão se referindo à passagem freqüente de fezes formadas e, na mesma população de pacientes, a "constipação" pode se referir a qualquer uma de uma variedade de queixas associadas à tentativa de defecar e não simplesmente a movimentos intestinais infreqüentes. Por razões clínicas, podem ser utilizadas outras subclassificações:

*   Com base nos sintomas:

- SII com disfunção   intestinal predominante

- SII com dor predominante

- SII com predominância de inchaço

- Com base em factores precipitantes:

- Pós-infecciosa (PI-IBS)

- Induzida por alimentos (induzida por refeições)

- Relacionadas com o stress

No entanto, com exceção da SII-PI, que está bastante bem caracterizada, a relevância de qualquer uma destas classificações para o prognóstico ou resposta à terapêutica

continua por definir. Também é necessário ter em conta que os critérios de Roma III não são habitualmente utilizados na prática clínica. Para além disso, as questões culturais podem influenciar o relato dos sintomas. Na Índia, por exemplo, um paciente que relata esforço ou evacuações duras provavelmente se queixa de constipação, mesmo que evacue mais de uma vez por dia. Prevalência e incidência globais O quadro global da prevalência da SII está longe de estar completo.

O que é notável é o facto de os dados disponíveis sugerirem que a prevalência é bastante semelhante em muitos países, apesar das diferenças substanciais no estilo de vida.

A prevalência da SII na Europa e na América do Norte está estimada em 10-15%. Na Suécia, o valor mais frequentemente citado é de 13,5%. A prevalência da SII está a aumentar nos países da região Ásia-Pacífico, especialmente nos países com economias em desenvolvimento. As estimativas da prevalência da SII (utilizando os critérios de diagnóstico de Roma II) variam muito na região da Ásia-Pacífico. Estudos efectuados na Índia mostram que os critérios de Roma I para a SII identificam mais doentes do que os critérios de Roma II. As prevalências registadas incluem 0,82% em Pequim, 5,7% no sul da China, 6,6% em Hong Kong, 8,6% em Singapura, 14% no Paquistão e 22,1% em Taiw an. Um estudo realizado na China constatou que a prevalência da SII, conforme definida pelos critérios de Roma III, em ambulatórios era de 15,9%. -

Em geral, os dados da América do Sul são escassos; no Uruguai, por exemplo, há apenas um estudo, e a prevalência geral foi de 10,9% (14,8% em mulheres e 5,4%

em homens); 58% com SII-C e 17% com SII-D. Em 72% dos casos, a idade de início era < 45 anos. Os dados de África são ainda mais escassos. Um estudo numa população estudantil nigeriana, baseado nos critérios de Roma II, encontrou uma prevalência de 26,1%. Um estudo efectuado em doentes externos no mesmo país, com base nos mesmos critérios, registou uma prevalência de 33%.

DETERMINANTES PSICOSSOCIAIS DA SÍNDROME DO INTESTINO IRRITÁVEL

A síndrome do intestino irritável (SII) é um diagnóstico frequente na prática clínica de gastroenterologistas e médicos de cuidados primários. É um fardo para a sociedade através dos custos directos totais, da redução do funcionamento social e da diminuição da qualidade de vida. A SII tem uma etiologia multifatorial, envolvendo alterações da reatividade e motilidade intestinais, alterações da perceção da dor e alterações do eixo cérebro-intestino. Além disso, os factores psicológicos e sociais podem influenciar a função digestiva, a perceção dos sintomas, o comportamento da doença e os resultados[1]. O sofrimento psicológico e os acontecimentos importantes da vida estão frequentemente presentes na SII e são responsáveis, pelo menos em parte, por alguns resultados. Se também são factores de risco para a SII, ainda é incerto. Desde que o modelo biopsicossocial da SII foi desenvolvido^] ³o número de artigos sobre a SII disparou. Consequentemente, tem havido um interesse crescente e constante sobre as influências dos factores psicossociais na patogénese, curso, gravidade e resultado da SII. Esta revisão destacará o lugar dos factores de stress ambiental e psicossocial no modelo biopsicossocial da SII, e o seu papel no início e no curso dos sintomas.

MODELO BIOPSICOSSOCIAL DA SÍNDROME DO CÓLON IRRITÁVEL

A ideia de que as emoções podem influenciar a função sensório-motora do trato gastrointestinal surgiu no início do século XIX, e muitas das evidências da investigação durante esse período ainda são válidas[4]. No entanto, a parte vívida da história da SII começou há apenas três décadas, quando o conceito do modelo biopsicossocial de doença e enfermidade foi desenvolvido[5]. Este modelo integra todos os possíveis factores responsáveis pela patogénese e expressão clínica da SII. A abordagem biopsicossocial permite que os sintomas sejam determinados e modificados por influências psicológicas e sociais[3]. A ligação entre os factores psicossociais e a função gastrointestinal (motilidade, sensação, inflamação) é feita através do eixo cérebro-intestino. Isto implica um sistema de ligação bidirecional entre o trato gastrointestinal e o cérebro, através de vias neurais, neuroimunes e neuroendócrinas[6].

Os factores psicossociais influenciam todos os componentes do modelo biopsicossocial. No início da vida, a genética e os factores ambientais (por exemplo, influências familiares, abusos, perdas importantes) podem afetar o desenvolvimento psicossocial (estado psicológico, capacidade de lidar com a situação) e/ou o desenvolvimento de disfunção intestinal. A disfunção intestinal e a desregulação do eixo cérebro-intestino podem levar à SII. Ao longo da vida, os factores psicossociais (acontecimentos de vida stressantes, angústia psicológica) podem influenciar a função digestiva, a perceção dos sintomas, o comportamento em relação à doença e, consequentemente, os resultados em termos de saúde, função diária e qualidade de vida[3]. Por outro lado, a dor visceral pode afetar a perceção central da dor, o humor e o comportamento[7].

INFLUÊNCIAS AMBIENTAIS NA IBS

Os pacientes com SII frequentemente relatam uma história familiar positiva de SII, variando de 33%[8] a 42%[9]. Uma questão de investigação constante é se o agrupamento da SII nas famílias se deve a factores de risco ambientais comuns ou a um conjunto de genes específicos da SII.

A agregação familiar da SII e os estudos com gémeos mostraram que a concordância para a SII em gémeos monozigóticos é significativamente mais elevada do que em gémeos dizigóticos, apoiando o papel da genética na etiologia da SII[10]. Na última década, muitos estudos genéticos procuraram associações entre as funções dos genes (como a IL-10, o transportador de serotonina, os receptores α-2 adrenérgicos e a proteína G) e a fisiologia gastrointestinal e do cólon em doentes com SII, e procuraram interacções entre o genótipo e os fenótipos[11]. Até à data, ainda não foi identificado um gene ou um conjunto de genes definitivo causador da SII.

Existe uma maior prevalência de SII entre os indivíduos que têm um membro da família com uma história de dor abdominal, disfunção intestinal[12] ou doença inflamatória intestinal (DII)[13]. Um facto interessante é que os indivíduos cujos cônjuges tinham queixas abdominais não relataram sintomas de SII mais frequentemente do que os controlos[12]. Apenas 5,4% dos cônjuges de pacientes com DII relataram sintomas de SII, *contra* 10,8% dos parentes de primeiro grau de pacientes com DII. Mesmo que estas observações apoiem a ideia de que os mecanismos fisiopatológicos hereditários são mais importantes no agrupamento da SII nas famílias, os efeitos do ambiente comum não podem ser excluídos.

Os acontecimentos traumáticos pré-natais podem contribuir para o desenvolvimento da SCI[14]. Por exemplo, a exposição a condições de guerra graves no início da vida (nos primeiros dois anos de vida) foi associada a um risco acrescido de desenvolver SCI. Até que ponto isto é atribuível ao ambiente stressante da guerra, à subnutrição grave ou ao aumento da prevalência de doenças infecciosas não é, no entanto, claro[15]. Um grande estudo norueguês de base populacional sobre gémeos[10] (com 12 700 gémeos) avaliou a influência da nutrição durante a vida fetal no desenvolvimento da SII, utilizando o peso à nascença como indicador. Os gémeos com um peso à nascença inferior a 1500 g tinham uma probabilidade significativamente maior de desenvolver SII. Além disso, o peso inferior a 1500 g influenciou a idade de início: a SCI surgiu 7,7 anos mais cedo do que nos grupos de peso superior.

Um estudo recente sobre crianças com estenose pilórica sugeriu que os acontecimentos precoces e stressantes da vida, como a cirurgia gástrica e a colocação de sonda nasogástrica perioperatória, representam factores de risco para o desenvolvimento de dor abdominal crónica em crianças no seguimento a longo prazo[16].

O papel dos factores ambientais na SII foi estudado numa população pediátrica na China. Os adolescentes e as crianças que viviam num agregado familiar monoparental, as crianças expostas a condições ambientais de baixa temperatura, tinham uma maior prevalência de SII. Os hábitos alimentares (como a ingestão excessiva de pimenta e alimentos frios) e os hábitos pessoais (como o consumo de álcool e o tabagismo) também foram associados a taxas mais elevadas de sintomas de SII entre crianças e adolescentes[17]. Por outro lado, dois estudos relataram que uma classe social afluente na infância estava associada a um maior risco de SII[181 9]. Um estudo concluiu que as condições de vida privilegiadas na infância (densidade de vida na infância < 1 pessoa por quarto) era um importante fator de risco para a SII[18]. Howell et al[19] mostraram que há uma diminuição linear das probabilidades de SII em níveis decrescentes de classe social.

Os dados sobre os efeitos do ambiente familiar são escassos. Um estudo relatou que, aos 15 anos de idade, em 333 pacientes com SII, 31% tinham perdido um dos pais por morte, divórcio ou separação; 19% tinham um pai alcoólico, e 61% relataram relações insatisfatórias com ou entre os seus pais[20]. Portanto, a privação na infância pode ter uma influência importante na etiologia da SII.

O agrupamento da SII nas famílias pode ser parcialmente o resultado da aprendizagem social durante a infância. Os filhos de mães com SII têm mais sintomas não gastrointestinais (GI) e GI (especialmente dores de estômago), mais faltas à escola e mais consultas médicas por sintomas GI do que os filhos de mães sem SII[21]. Além disso, as crianças cujas mães responderam de forma solícita às queixas de doença referiram dores de estômago mais graves e também tiveram mais faltas à escola devido a dores de estômago. Assim, as crianças podem aprender comportamentos anormais de doença com os seus pais através da aprendizagem social das reacções parentais às queixas de sintomas[14].

HISTÓRICO DE ABUSOS

O papel do abuso (especialmente abuso na infância) em pacientes com SII ainda não está claro. Até agora, os autores tentaram determinar (1) se o abuso é um fator de risco para a SII; (2) se existe uma maior prevalência de abuso entre os doentes com SII em comparação com outras doenças gastrointestinais ou com controlos saudáveis; (3) os efeitos do abuso nos resultados clínicos; e (4) a relação entre abuso e sofrimento psicológico, como uma possível explicação para a associação abuso-SII.

A prevalência de história de abuso entre os doentes com perturbações gastrointestinais funcionais (DGF) é muito variável. Ao comparar diferentes dados, devemos considerar pelo menos três aspectos: diferenças culturais que podem levar a taxas de auto-relato mais baixas ou mais altas; os métodos de medição de abuso utilizados em diferentes estudos; e o tipo de abuso considerado: físico, emocional/verbal ou sexual. Além disso, o tipo de ato sexual considerado abusivo varia desde o exibicionismo, carícias ou abuso de contacto, até à penetração ou violação[[22]]. Tendo em conta estes factos, a prevalência de abuso sexual e emocional na SII varia entre 26%[[23]] e 50,8%[[24]], mas também foram relatados valores mais baixos. Noutros estudos, apenas 17% dos pacientes vítimas de abuso relataram o abuso[[25]], pelo que a prevalência real de abuso é geralmente mais elevada.

Na nossa experiência, de 125 pacientes do sexo feminino com SII, apenas uma admitiu ter tido "um contacto sexual indesejado", levando a uma frequência de abuso sexual relatada inferior a 1%. Por outro lado, de 15 crianças vítimas de abuso num centro de cuidados especializados, sete preenchiam os critérios de Roma III para SII. Consideramos que as diferenças culturais entre a Roménia e os países da Europa Ocidental são responsáveis por este sub-reconhecimento do abuso em pacientes do sexo feminino com SII[[26]].

Existem estudos que demonstram que a prevalência de antecedentes de abuso em doentes com perturbações intestinais funcionais é maior do que em doentes com perturbações intestinais orgânicas e em indivíduos saudáveis de controlo[, ,[252728]]. Outros estudos não conseguiram reforçar esta observação[[29]]. No entanto, uma constatação constante é que os indivíduos vítimas de maus-tratos expressam níveis mais elevados de sofrimento psicológico[[28,29]] e níveis mais elevados de somatização[,[2530]], o que sugere que a experiência anterior de maus-tratos pode conduzir a perturbações psiquiátricas. Existem dados significativos que demonstram que as perturbações de ansiedade, a depressão[[31]] e a somatização[[32]], são factores de risco para a SII.

Dois estudos recentes concluíram que uma história ao longo da vida de uma ampla gama de traumas e abusos, tanto na infância como na vida adulta, está independentemente associada a um maior risco de SII[[30,3][3]]. Em um estudo que incluiu mulheres veteranas[[33]], que correm um risco maior de sofrer traumas ocupacionais, incluindo traumas sexuais, a prevalência de SII foi de 33,5%, e o trauma mais frequentemente relatado foi a agressão sexual (38,9%). Mesmo quando a depressão e o transtorno de stress pós-traumático foram significativamente mais comuns nos casos de SII do que nos controlos, nenhum deles explicou a associação entre o trauma e o aumento do risco de SII.

Mesmo que o papel do abuso na SII permaneça pouco claro, foi provado que o abuso leva a um aumento do sofrimento psicológico. Muito provavelmente, como consequência, o abuso está associado a uma maior incapacidade de funcionamento na vida quotidiana, a mais visitas ao médico[25] e a um pior resultado em termos de saúde[34].

Há cada vez mais dados que apoiam o componente hereditário da SII, mas, ao mesmo tempo, as influências do ambiente de criação não podem ser ignoradas. A SCI continua a ser uma doença multifatorial e complexa, causada tanto por factores de risco ambientais como genéticos['91 1].

STRESSORES PSICOSSOCIAIS

Lazarus[35] dividiu os factores de stress em acontecimentos da vida e problemas diários. Os acontecimentos da vida referem-se a acontecimentos importantes como o divórcio, o desemprego ou a morte de um familiar próximo. Os aborrecimentos quotidianos são acontecimentos que todos experimentam diariamente e com frequência[36]. O seu pressuposto é que "os aborrecimentos (diários) parecem ser melhores indicadores de resultados de saúde do que os acontecimentos da vida". Os resultados de um estudo prospetivo recente apoiam esta teoria: houve um aumento significativo na pontuação do stressor (aborrecimentos diários) imediatamente antes da progressão de não-paciente com SII para paciente com SII[37]. No entanto, a maioria dos sujeitos deste estudo eram jovens estudantes universitários, pelo que os factores classificados como acontecimentos de vida relativamente stressantes não eram muito comuns.

Os dados actuais relativos ao papel dos acontecimentos da vida no aparecimento da SII são o resultado de observações dos anos 80. Por exemplo, Creed et al[38] mostraram que os acontecimentos mais frequentes relatados por pacientes com dor abdominal funcional (FAP) (incluindo pacientes com SII) durante 38 semanas antes do início dos sintomas, foram uma rutura importante das relações íntimas, uma separação conjugal, um membro da família que saiu de casa, ou a rutura de uma relação séria entre namorada/namorado. Além disso, as dificuldades acentuadas nas relações pessoais, tais como problemas conjugais graves ou tensões familiares ou domésticas extremas, foram registadas com muito mais frequência entre os doentes com PAF do que no grupo das doenças gastrointestinais orgânicas (como a úlcera) ou nos indivíduos da comunidade.

Dados recentes apoiam o papel dos principais acontecimentos da vida na SII. O trauma na infância foi associado a uma maior vulnerabilidade a múltiplos sintomas somáticos, dos quais a SII é um subconjunto[30]. Os itens relatados com uma frequência significativamente maior na SII do que nos controlos saudáveis foram: ver alguém ser assassinado, morte ou doença de um dos pais, não ser compreendido pelos pais e ter alguém na família com uma doença psiquiátrica.

Os sobreviventes do Holocausto são outro exemplo do impacto de acontecimentos de vida stressantes no desenvolvimento de SCI. A prevalência de SCI, a duração do sofrimento e a frequência dos sintomas GI foram significativamente mais elevados nos sobreviventes do Holocausto[39], quando comparados com controlos com o mesmo historial demográfico, mas que não tinham sido expostos a dificuldades físicas e mentais extremas durante a guerra. A partir da nossa experiência pessoal[40], o stress desenvolvido por acontecimentos dramáticos apresentados em direto na televisão, durante a revolta na Roménia em 1989, levou a um aumento do número de sintomas de SCI no primeiro mês.

Às vezes, é difícil determinar o que é considerado um evento importante na vida. Por exemplo, uma mudança cultural repentina (como a mudança de uma zona rural para uma zona urbana) aumentou a prevalência da SII num estudo[41].

A experiência de eventos de vida stressantes pode também determinar a exacerbação dos sintomas em adultos com SII e a procura frequente de cuidados de saúde[7,42]. Assim, a gravidade da dor abdominal foi maior em pacientes expostos ao stress emocional[43], e o stress exacerbou a distensão abdominal em um terço dos pacientes com SII[44]. Além disso, dados recentes mostraram que os factores ambientais e os factores de stress psicossocial (por exemplo, história de abuso psicológico, menos de 6 horas de sono e dieta irregular) influenciaram a progressão de um doente com SII que não era consumidor para um doente com SII[37].

Com base nestes dados, podemos dizer que os factores de stress psicossocial, quer durante a infância quer mais tarde na vida, estão envolvidos no aparecimento de sintomas de SCI em indivíduos susceptíveis, e estes factores influenciam a evolução clínica da SCI

TRAÇOS DE PERSONALIDADE

Considera-se que a personalidade também desempenha um papel na etiologia da SII e na decisão de procurar ajuda médica. Os traços de personalidade foram definidos como uma "organização dinâmica, dentro da pessoa (...) que cria os padrões característicos de comportamento, pensamentos e sentimentos de uma pessoa"! [45]. Ainda há debates sobre os principais determinantes da personalidade e sobre quais os traços de personalidade que devem ser incluídos nos questionários psicométricos. No entanto, muito frequentemente, a personalidade é avaliada com base em cinco dimensões: extroversão (capacidade de falar, assertividade, atividade *vs* silêncio, passividade e reserva); agradabilidade (amabilidade, confiança e cordialidade *vs* egoísmo e desconfiança); conscienciosidade (organização, rigor e fiabilidade *vs* descuido, negligência e falta de fiabilidade); neuroticismo (tendência para sentir emoções negativas, como raiva, ansiedade ou depressão; também chamada instabilidade emocional); e abertura à experiência (imaginação, curiosidade e criatividade *vs* superficialidade e impercetibilidade)[46,47].

A maioria dos estudos sobre este tema apoia a ideia de que os pacientes com SII têm níveis mais elevados de neuroticismo, tanto quando comparados com a população em geral[48], como com pacientes com queixas gastrointestinais semelhantes (pacientes com DII)[49]. O neuroticismo pode influenciar as estratégias de enfrentamento, estando associado à fuga do problema ou à culpabilização de si mesmo[50]. O neuroticismo é também um fator de previsão significativo da perceção da doença e das crenças sobre o tratamento na SII[49].

Os dados são por vezes discordantes no que respeita às outras dimensões da personalidade. O nível de conscienciosidade em pacientes com SII foi alto em alguns estudos[48], enquanto que em outros estudos foi apenas médio quando comparado com DF[51]. As diferenças podem dever-se ao facto de, em alguns estudos, terem sido excluídos os doentes com perturbações psiquiátricas comórbidas[48].

A alexitimia é um traço de personalidade estável, que também é frequentemente observado em pacientes com SII. A alexitimia é definida como uma dificuldade em identificar sentimentos e distinguir entre sentimentos e sensações corporais, dificuldade em descrever sentimentos a outras pessoas, um processo imaginativo marcadamente restrito e pensamento orientado para o exterior['525 3]. A Escala de Alexitimia de Toronto (TAS-20)[54] é o questionário mais utilizado para medir o nível de alexitimia de uma pessoa. Os indivíduos com uma pontuação TAS-20 > 61 (a pontuação varia de 20 a 100) são considerados alexitímicos. Na população em geral, menos de 10% dos pacientes são alexitímicos[55]. Num estudo italiano, os pacientes com SII tinham pontuações TAS-20 mais elevadas do que os controlos saudáveis (59,1 *vs* 40,5). Além disso, 43% dos pacientes com SII tinham um escore TAS-20 > 61, enquanto apenas 2% dos indivíduos saudáveis eram alexitímicos[56]. Os nossos dados pessoais sobre uma população feminina com SII mostraram resultados semelhantes[57]. Os indivíduos alexitímicos podem interpretar erradamente as sensações somáticas associadas à excitação emocional como sintomas de doença. Por conseguinte, a alexitimia está frequentemente associada à somatização, também um achado frequente em pacientes com SII[58].

CRENÇAS SOBRE A SAÚDE E LIDAR COM O STRESS

Muitos doentes com SII acreditam que os seus sintomas intestinais crónicos indicam uma doença grave ou mesmo cancro. Além disso, os pacientes descrevem a SII não apenas como sintomas, mas principalmente como ela afecta a função diária, os pensamentos, os sentimentos e os comportamentos. Os doentes relatam a sensação de perder a liberdade, a espontaneidade e os contactos sociais, bem como sentimentos de medo, vergonha e embaraço. Tudo isto pode levar a mudanças no seu comportamento, como evitar actividades e muitas adaptações na rotina, num esforço para os doentes ganharem controlo[59].

A forma mais extrema de preocupação com uma doença é a hipocondria, incluída no grupo das perturbações somatoformes. A hipocondria é o medo excessivo de uma doença grave, apesar dos testes médicos e das garantias em contrário[60]. Num estudo dos anos 90, os pacientes com SII expressaram atitudes mais hipocondríacas quando comparados com indivíduos saudáveis ou pacientes com doenças GI orgânicas. Os pacientes com SII obtiveram pontuações altas em preocupação com o corpo, crenças hipocondríacas e fobia de doenças[61]. Não existem outros dados disponíveis sobre este assunto. Não podemos recomendar o rastreio de atitudes hipocondríacas, mas na prática diária, podemos encontrar pacientes com SII com medo excessivo relacionado com a doença. A presença de atitudes hipocondríacas pode ser medida utilizando o questionário Illness Attitudes Scales (IAS). Este questionário foi desenvolvido em 1986[62], mas ainda hoje continua a ser uma ferramenta válida[63].

A avaliação psicológica dos doentes com SII revelou que existem diferenças relativamente à forma como os indivíduos com SII reagem à sua doença. Por outras palavras, os doentes com SII adoptam estratégias de coping diferentes em comparação com os doentes com doenças orgânicas ou controlos saudáveis. O coping é definido como "esforços cognitivos e comportamentais em constante mudança para gerir exigências externas e/ou internas específicas que são avaliadas como exigindo ou excedendo os recursos da pessoa"[36]. Os autores dividiram as estratégias de coping em duas categorias principais: o coping centrado no problema, que visa diretamente as causas do stress, como a procura de informação, a forma construtiva de reduzir/resolver o problema e o planeamento, e o coping centrado na emoção, utilizado para lidar com as emoções negativas evocadas pela situação (como o sentimento de evitamento, a tentativa de fugir ao problema ou a culpabilização).

Existem vários questionários que avaliam as estratégias de coping, como o Ways of Coping Questionnaire (WCQ)[64], o Coping Strategies Questionnaire (CSQ)[65] e o Coping Inventory for Stressful Situation (CISS)[66]. Todos estes instrumentos incluem as principais estratégias de confronto mencionadas. O CISS demonstrou até à data ter muito boas propriedades psicométricas e foi validado em várias línguas[67].

Utilizando o WCQ, Drossman et al[50] mostraram que os doentes com SII e outros FGID não utilizavam a reavaliação positiva com tanta frequência como os doentes com perturbações orgânicas (tais como DII, doença péptica ácida, doenças pancreático-biliares). Num estudo polaco, os pacientes com SII tinham um estilo de enfrentamento altamente orientado para as emoções[51].

O CSQ centra-se principalmente no coping em resposta a condições dolorosas. O interesse em utilizar o CSQ em doentes com SII está relacionado com a subescala que mede a catastrofização (por exemplo, "Quando tenho dores, sinto que já não as consigo suportar" ou "é horrível e sinto que me domina"). A catastrofização é uma estratégia de enfrentamento mal-adaptativa definida como "um processo cognitivo negativo de ruminação negativa exagerada e preocupação"[68]. Os pacientes com SII são mais propensos a catastrofizar do que os pacientes com transtornos orgânicos[50]. Para além disso, a catastrofização medeia a relação entre a depressão e a gravidade da dor. Esta relação foi sugerida pelas seguintes observações: os pacientes com SII e um alto grau de catastrofização têm uma tendência a relatar uma dor mais grave; a catastrofização e a depressão estão associadas[69]; a depressão não previu a gravidade dos sintomas[70]. Os pacientes com SII que experimentam níveis mais altos de depressão se envolvem em um pensamento mais catastrófico, e em parte através deste estilo de pensamento experimentam uma dor mais intensa e maiores limitações de atividade devido à dor[69].

O CSQ também mede a eficácia global das estratégias de enfrentamento (a quantidade de controlo sobre os sintomas e a capacidade autopercebida de diminuir os sintomas). Os doentes com SII têm menos probabilidades de se sentirem em controlo dos sintomas e de se sentirem capazes de os diminuir do que os doentes com perturbações orgânicas[50], o que sugere que as estratégias de confronto não são muito eficazes nos doentes com SII.

Quando se fala de estilos de enfrentamento em pacientes com SII, é difícil chegar a uma conclusão geral. Os estudos acima referidos utilizaram questionários diferentes para avaliar as estratégias de confronto na SII. Os resultados não são contraditórios, mas, ao mesmo tempo, não apontam para uma estratégia de confronto específica nos doentes com SII. É necessária mais investigação para estabelecer o papel do confronto na perceção e no controlo dos sintomas e nos resultados clínicos dos doentes com SII.

EMOÇÕES NEGATIVAS E DIAGNÓSTICO PSIQUIÁTRICO COMÓRBIDO

Os sintomas psiquiátricos e os transtornos psiquiátricos são mais comuns em pacientes atendidos em consultórios de referência do que nos cuidados primários ou na comunidade de não consultores. O diagnóstico psiquiátrico mais frequente na SII são os transtornos do humor (depressão maior e transtorno distímico), os transtornos de ansiedade e os transtornos somatoformes[7].

A depressão é o diagnóstico psiquiátrico mais comum em pacientes com SII['717 2]. Os pacientes com SII têm pontuações mais altas de depressão que os controlos saudáveis[[7]3,74], mas mais baixas que a população psiquiátrica[,773]. No entanto, os transtornos depressivos são mais comuns em pacientes clínicos com SII em comparação com pacientes com sintomas similares e doenças GI orgânicas e em comparação com controles saudáveis[[7]2,75]. No estudo de Whitehead et al[[7]2], a prevalência de depressão na SII foi de 31,4%, 21,4% na DII e 17,5% nos controlos. Outro estudo relatou uma menor prevalência de depressão na SII do que em pacientes com hepatite C crónica[[7]6]. Um facto interessante é que o número de sintomas depressivos auto-relatados não é significativamente mais elevado nos pacientes que procuram cuidados médicos para as suas queixas gastrointestinais em comparação com os que não consultam[[7]5].

A ansiedade e as perturbações de ansiedade, como a perturbação de pânico (PD), a perturbação de ansiedade generalizada (GAD) e a perturbação de stress pós-traumático (PTSD) também são frequentemente observadas em doentes com SII. A ansiedade tende a preceder o início da SII, especialmente se a diarreia predomina. Isto indica que o transtorno psiquiátrico não pode ser considerado como uma resposta ao transtorno gastrointestinal funcional. Parece mais provável que os sintomas psiquiátricos, especialmente a ansiedade, desempenhem um papel no desenvolvimento da SII[[3]1].

A ansiedade é mais comum nos pacientes com SII do que na população em geral[[7]7,7 4]. Em um estudo comunitário, o TAG foi encontrado em 16,5% dos indivíduos com sintomas de SII, enquanto que no grupo de indivíduos sem estes sintomas a prevalência foi de 3,3%[77]. Whitehead et al[72]relataram resultados semelhantes (15,8%) em relação à frequência de ansiedade entre os pacientes com SII. No entanto, outros estudos relataram valores mais elevados. Por exemplo, 47% dos pacientes com SII cumpriram os critérios de triagem da Escala Hospitalar de Ansiedade e Depressão (HADS) para ansiedade em um estudo do sul da Austrália[76].

Esta diferença significativa na prevalência pode ter pelo menos duas causas. A primeira prende-se com a amostra de sujeitos considerada - alguns estudos foram realizados em amostras de doentes que procuravam cuidados médicos, maioritariamente em ambientes de cuidados terciários; outros estudos investigaram sujeitos da comunidade. A segunda explicação pode estar no facto de os autores terem utilizado escalas ou critérios diferentes para determinar a presença de ansiedade. Lee et al[77] utilizaram os critérios de diagnóstico para GAD de acordo com o Manual de Diagnóstico e Estatística das Perturbações Mentais[60]. A HADS é um instrumento amplamente utilizado, desenvolvido como ferramenta de rastreio para detetar estados de depressão e ansiedade em ambientes hospitalares[78]. Estudos efectuados demonstraram igualmente que a HADS é válida quando utilizada em contextos comunitários e na prática médica de cuidados primários[79]. A HADS deve ser utilizada apenas para estimar a prevalência provável de ansiedade e depressão, e não para estabelecer um diagnóstico definitivo. Este último só pode ser efectuado por um psicólogo ou psiquiatra através de uma entrevista estruturada com base no Manual de Diagnóstico e Estatística das Perturbações Mentais (DSM)-IV.

A ansiedade relacionada com sensações e sintomas gastrointestinais ou com o contexto em que estes podem ocorrer é designada por ansiedade específica gastrointestinal (GSA). A GSA influencia a gravidade dos sintomas e a qualidade de vida em doentes com SCI[80]. Os pacientes com SII têm uma GSA mais grave quando comparados com indivíduos saudáveis. Além disso, os doentes com SII com sintomas GI graves têm pontuações de GSA mais graves[81]. A GSA pode ser avaliada utilizando o Índice de Sensibilidade Visceral (VSI), uma escala de 15 itens desenvolvida para este fim[80]. A principal informação da medição da GSA está relacionada com o facto de a pontuação da GSA prever a gravidade dos sintomas GI[81].

Os dados sobre a frequência da DP na SII são escassos. A perturbação de pânico é caracterizada por ataques de pânico repetidos e inesperados e é mais comum nas mulheres. Os doentes experimentam episódios inesperados de medo intenso e sintomas cardiorrespiratórios, GI, neurológicos e cognitivos associados[60]. Um estudo efectuado em várias clínicas de gastroenterologia secundárias e terciárias, relatou que 12% dos doentes com SCI tinham DP, 14% tinham GAD e 29% tinham perturbação depressiva[71]. A frequência de TAG e de transtorno depressivo é semelhante às mencionadas acima, mesmo que os critérios utilizados para o diagnóstico de transtornos psiquiátricos sejam diferentes. Estudos em veteranos do sexo feminino mostraram que a SII é mais comum em pacientes com TEPT, e o TEPT representa um fator de risco independente para a SII[3,82].

A perturbação de somatização (SD) está incluída, de acordo com o DSM-IV, no grande grupo das perturbações somatoformes. A SD é definida como uma doença crónica em que "o indivíduo apresenta sintomas físicos que sugerem a presença de uma condição médica geral, mas um exame médico não consegue estabelecer uma condição médica geral etiológica que explique adequadamente o problema ["60]. Vários estudos realizados em pacientes com SII em cuidados terciários relataram uma tendência excessiva à somatização em pacientes com SII, com uma prevalência de SD de 25%[83,84]. No entanto, uma revisão sobre a SD, mencionou que nos cuidados primários e em amostras de base populacional, a SD é muito rara, com uma prevalência ao longo da vida de apenas 0,1% a 0,2%[85].

Foram observadas pontuações elevadas nos questionários de somatização em doentes com distúrbios gastrointestinais funcionais (DGEF), tanto em estudos de base populacional como em estudos clínicos[86]. A somatização está frequentemente associada à ansiedade e à depressão, e explica os frequentes "sintomas extragastrointestinais", como queixas músculo-esqueléticas, sintomas urinários, sintomas sexuais, dores de cabeça e fadiga constante observados em pacientes com SII[84,87]. Também está associada a uma má qualidade de vida relacionada com a saúde e prediz uma má resposta ao tratamento[88-90].

Dados recentes corroboram estes pressupostos e sugerem também que a somatização é um fator de risco para a SII. Num estudo realizado num contexto de cuidados terciários em doentes com dispepsia funcional, verificou-se que a somatização é um fator de risco comum para a SII co-mórbida e sintomas semelhantes à fadiga crónica[32]. Um estudo prospetivo de base comunitária[91], mostrou que os factores psicossociais indicativos de somatização (tais como pontuações de comportamento de doença, ansiedade, problemas de sono e sintomas somáticos) são marcadores de risco independentes para o desenvolvimento de SII, num grupo de indivíduos previamente livres de SII. Após um ano de seguimento, 3,5% dos indivíduos seguidos desenvolveram SII. Os indivíduos que referiram todos estes quatro marcadores na linha de base tinham seis vezes mais probabilidades de referir SII quando comparados com os que não foram expostos a nenhum ou a um marcador.

As pessoas com SD utilizam os serviços de saúde com frequência e têm o dobro do custo anual com cuidados médicos do que as pessoas sem SD[92]. Esta constatação também é verdadeira para os pacientes com SII, já que os pacientes com SII e SD têm um número significativamente maior de consultas médicas, chamadas telefónicas para médicos, visitas a cuidados urgentes, mudanças de medicação, dias de trabalho perdidos e uso de benzodiazepinas[84]. Além disso, os pacientes com SII com somatização provável ou definitiva relatam mais comportamentos anormais de doença do que aqueles sem SD[83].

A neurastenia também é frequentemente registada em doentes com SII, até 35% em doentes com SII grave[71]. É muito semelhante à síndrome da fadiga crónica, sendo caracterizada por fadiga persistente e angustiante após esforço mental ou físico, associada a dores musculares, tonturas, perturbações do sono, irritabilidade e depressão ligeira

sintomas[60,93]. Esta entidade é atualmente contestada por alguns autores[93]. Está ainda incluída na Classificação Internacional de Doenças da Organização Mundial de Saúde, mas não no DSM-IV, devido à sua sobreposição com a ansiedade e a depressão.

Os pacientes com SII têm muito frequentemente mais de um distúrbio psiquiátrico, e este achado é mais comum na SII grave. Por exemplo, em 74 pacientes com transtorno depressivo e SII grave[71], 16 tinham DP, 6 tinham hipocondria e 41 tinham neurastenia. Outros diagnósticos psiquiátricos relatados neste estudo foram distimia (7%), fobias (15%), transtorno somatoforme indiferenciado (9%) e problemas com drogas ou álcool (8%).

O sofrimento psicológico é mais frequente nos pacientes com SII do que na população em geral. Também é verdade que em pacientes com transtornos psiquiátricos, os sintomas da SII são relatados com mais frequência do que na população em geral. Num estudo comunitário, a SII foi 4,7 vezes mais comum entre os pacientes com GAD do que na população em geral (22% vs 4,7%)[7]. A dor abdominal frequente, a diarreia, a obstipação, a dispepsia ou a SII estavam presentes em 54% dos indivíduos com sintomas depressivos e em apenas 29% dos controlos não deprimidos[86]. Os doentes com DP também apresentam taxas elevadas de sintomas de SII[94-9 6], variando entre 26,3%[96] e 46,3%[94], muito provavelmente devido a diferentes critérios de diagnóstico para a SII.

Foram desenvolvidos numerosos instrumentos para avaliar a presença de sintomas psiquiátricos ou de perturbações psiquiátricas específicas em doentes com SII. A complexidade destes questionários está claramente relacionada com o objetivo, que pode ser o rastreio ou o diagnóstico, ou a investigação. Pode-se obter uma ideia geral sobre o sofrimento psicológico de um paciente com SII usando o Symptom Checklist-90- Revised (SCL-90-R), desenvolvido por Derogatis[97]. O SCL-90-R tem 9 subescalas, incluindo subescalas para somatização, depressão e ansiedade, e fornece uma visão geral da intensidade dos sintomas num ponto específico no tempo. Dos três índices globais determinados, o Índice de Gravidade Global (GSI) mede o sofrimento psicológico global. O inventário de ansiedade traço-estado[98] (STAI) e o inventário de depressão de Beck[99] são outros dois questionários habitualmente utilizados para avaliar a presença de ansiedade e depressão em pacientes com SII.

Na população em geral, metade dos pacientes com presumível SII apresentam sintomas psiquiátricos, em comparação com um terço dos controlos[100]. Em várias revisões sistemáticas publicadas no início dos anos 2000, a proporção de pacientes que cumpriam os critérios para qualquer diagnóstico psiquiátrico variava de 40% a 94%[' 4210110 2 ']. Devemos ter em conta que alguns dados são o resultado de estudos realizados em doentes de cuidados terciários, que são susceptíveis de estar mais angustiados do que outros doentes. Alguns estudos não avaliaram a prevalência de perturbações psiquiátricas noutras doenças gastrointestinais crónicas, no mesmo contexto. Além disso, os critérios utilizados para diagnosticar perturbações psiquiátricas diferiram de um estudo para outro. Em um estudo de Creed et al[[10]3] em pacientes com SII grave, 42% dos pacientes tinham um transtorno psiquiátrico concomitante (transtorno depressivo, de pânico ou de ansiedade generalizada). Mesmo que este estudo não tenha determinado propositadamente a frequência de transtornos psiquiátricos em pacientes com SII, mostrou que mesmo nos pacientes com SII mais grave, um transtorno psiquiátrico comórbido é encontrado em menos de metade dos pacientes.

OBJECTIVO

Determinar a frequência da síndrome do cólon irritável em adolescentes com depressão.

DEFINIÇÕES OPERACIONAIS:

Síndrome do intestino irritável

O questionário do módulo IBS com 3 critérios de Roma é um instrumento para diagnosticar e avaliar a gravidade da síndrome do intestino irritável em adolescentes[6] . Todos os indivíduos que preenchem os critérios principais e 2 dos 3 critérios secundários foram diagnosticados como tendo síndrome do intestino irritável.

Adolescente

Indivíduos dos 13 aos 19 anos de idade de ambos os sexos.

Depressão

O questionário de saúde do paciente-9 (PHQ-9) é um instrumento de 9 itens para diagnosticar e avaliar a gravidade da depressão nos adolescentes, derivado do Manual de Diagnóstico e Estatística (DSM-IV), cuja validade e fiabilidade foram testadas[7] .

Todos os indivíduos que obtiverem uma pontuação de 5 ou mais pontos de um total de 27 no PHQ-9 serão diagnosticados como deprimidos. Os indivíduos com uma pontuação de 59 pontos serão classificados como ligeiros, enquanto os que obtiverem pontuações de 10 a 14 serão considerados moderadamente deprimidos. Do mesmo modo, os indivíduos com pontuações entre 15 e 19 são considerados moderadamente graves e os indivíduos com pontuações iguais ou superiores a 20 são considerados gravemente deprimidos.

MATERIAIS E MÉTODOS

Configurações do estudo: Departamento de Medicina, PGMI, Senhora Reading Hospital Peshawar.

Desenho do estudo: Estudo transversal.

Duração do estudo: Seis meses.

Tamanho da amostra: Utilizando a fórmula de estimativa do tamanho da amostra, a prevalência esperada de SII em adolescentes deprimidos é de 29% e, com um intervalo de confiança de 95% e uma margem de erro de 7%, são necessários cerca de 162 doentes.

Técnica de amostragem: Amostragem consecutiva (não probabilística).

SELECÇÃO DE AMOSTRAS

Critérios de inclusão:

- Indivíduos dos 13 aos 19 anos de idade de ambos os sexos.

- Doentes deprimidos que estejam a tomar medicação antidepressiva.

Critérios de exclusão:

- Presença de sintomas de alerta (perda de peso, sangue nas fezes, sintomas noturnos, qualquer história familiar de doença maligna gastrointestinal, sensação de caroço no epigástrio, vómitos persistentes).

- Doença inflamatória intestinal diagnosticada, síndrome de má absorção, diarreia infecciosa.

- Os doentes não deram o seu consentimento.

Os factores acima referidos funcionam como factores de confusão e, se fossem incluídos, tornariam os resultados do estudo tendenciosos.

PROCEDIMENTO DE RECOLHA DE DADOS

Foi pedida a aprovação do comité de ética do hospital. Todos os doentes que cumpriam os critérios de inclusão foram incluídos no estudo através do departamento de doentes externos (OPD) e foram admitidos, se necessário, na enfermaria de medicina para uma avaliação mais aprofundada. Os doentes que não necessitaram de internamento foram investigados e tratados no departamento de ambulatório (OPD). Os critérios de inclusão e exclusão foram rigorosamente seguidos para controlar o viés de confusão nos resultados do estudo. O objetivo, os benefícios e os riscos do estudo foram explicados aos familiares de todos os doentes, tendo-lhes sido assegurado que o estudo se destinava exclusivamente à publicação de dados e a fins de investigação e, se houvesse acordo, era obtido um consentimento informado por escrito de todos os doentes.

Os doentes foram avaliados com o questionário do módulo IBS dos critérios de Roma 3. O questionário foi traduzido verbalmente para cada doente na sua língua materna. Os dados foram introduzidos através do formulário em anexo. Os doentes foram avaliados relativamente à depressão através do questionário PHQ-9, que foi traduzido verbalmente para cada doente na sua língua materna.

PROCEDIMENTO DE ANÁLISE DE DADOS

Todos os dados foram armazenados e analisados no SPSS versão 10. A estatística descritiva foi utilizada para calcular a média ± DP para variáveis numéricas como a idade. Foram calculadas frequências e percentagens para variáveis categóricas como o género e a frequência da SII. A SII foi estratificada em função da idade e do género para verificar os modificadores de efeito. Todos os resultados foram apresentados sob a forma de tabelas e gráficos.

RESULTADOS

Este estudo foi realizado no Departamento de Medicina, PGMI, Lady Reading Hospital Peshawar, no qual foi observado um total de 162 doentes para determinar a frequência da síndrome do intestino irritável em adolescentes com depressão e os resultados foram analisados da seguinte forma

A distribuição etária entre as 162 crianças foi analisada: 45 (28%) crianças tinham idades compreendidas entre os 13 e os 16 anos, enquanto 117 (72%) crianças tinham idades compreendidas entre os 17 e os 20 anos. A média de idade foi de 17 anos, com DP ± 1,28 (como mostra a Tabela 1)

A distribuição por género entre 162 crianças foi analisada como sendo 73 (45%) crianças do sexo masculino e 105 (65%) crianças do sexo feminino (como mostra a Tabela n° 2).

O grau de depressão entre 162 crianças foi analisado como 49 (30%) crianças com depressão ligeira, 70 (43%) crianças com depressão moderada, 36 (22%) crianças com depressão moderada grave, 8 (5%) crianças com depressão grave. (como mostra a Tabela n° 3)

A frequência da síndroma do intestino irritável entre 162 crianças foi analisada: 49 (30%) crianças tinham síndroma do intestino irritável e 113 (70%) não tinham síndroma do intestino irritável. (como mostra a Tabela 4)

A estratificação da síndrome do intestino irritável em função da idade e do sexo é apresentada na tabela n.º 5,6

QUADRO N.º 1: DISTRIBUIÇÃO ETÁRIA (n=162)

Idade	Frequência	Percentagem
13-16	45	28%
17-20	117	72%
Total	162	100%

A idade média foi de 17 anos com DP ± 1,28

QUADRO Nº 2: DISTRIBUIÇÃO POR GÉNERO

(n=162)

Género	Frequência	Percentagem
Masculino	73	45%
Feminino	105	65%
Total	162	100%

QUADRO Nº 3: GRAUS DE DEPRESSÃO

(n=162)

Depressão	Frequência	Percentagem
suave	49	30%
Moderado	70	43%
Moderadamente grave	36	22%
Grave	8	5%
Total	162	100%

QUADRO Nº 4: FREQUÊNCIA DO SÍNDROMA DO INTESTINO IRRITÁVEL

(n=162)

SII	Frequência	Percentagem
Sim	49	30%
Não	113	70%
Total	162	100%

TABELA N.º 5: ESTRATIFICAÇÃO DA SÍNDROME DO INTESTINO IRRITÁVEL EM FUNÇÃO DA IDADE

(n=162)

SII	13-16 anos	17-20 anos	Total
Sim	14	35	49
Não	31	82	113
Total	45	117	162

Foi aplicado o teste do Qui-quadrado, com um valor de P de 0,003

TABELA N.º 6: ESTRATIFICAÇÃO DA SÍNDROME DO INTESTINO IRRITÁVEL EM FUNÇÃO DO GÉNERO

(n=162)

SII	Masculino	Feminino	Total
Sim	22	32	49
Não	51	73	113
Total	73	105	162

Foi aplicado o teste do qui-quadrado, com um valor de P de 0,002

DISCUSSÃO

A síndrome do intestino irritável (SII) é uma doença altamente prevalente com um grande peso económico para a saúde, marcado por uma qualidade de vida relacionada com a saúde (QVRS) prejudicada, uma diminuição da produtividade no trabalho e despesas elevadas. A prevalência estimada da SII a nível mundial é de 7% a 10%. Os sintomas incluem dor abdominal, alteração dos hábitos intestinais (obstipação, diarreia ou alternância de diarreia e obstipação), tensão/ distensão abdominal e, por vezes, sintomas dispépticos. A depressão é um problema de saúde comum nos adolescentes de todo o mundo, com uma prevalência estimada de 3-8%.

O nosso estudo mostra que a idade média foi de 17 anos com DP ± 1,28. Quarenta e cinco por cento das crianças eram do sexo masculino e 65% do sexo feminino. Trinta por cento das crianças sofriam de depressão ligeira, 43% de depressão moderada, 22% de depressão moderada grave e 5% de depressão grave. Trinta por cento das crianças tinham síndrome do intestino irritável, enquanto 70% das crianças não tinham síndrome do intestino irritável.

No nosso estudo, não foram encontradas diferenças estatísticas entre os doentes com SII e os controlos nas pontuações de ansiedade e depressão. No entanto, na análise de subgrupo, os pacientes do sexo feminino tinham obviamente uma pontuação mais elevada na pontuação de ansiedade, o que é semelhante a um estudo recente do Paquistão[100] . Estudos demonstraram que, em comparação com controlos saudáveis, 40%-60% dos doentes com SII apresentam anomalias mentais óbvias e o alívio precoce das perturbações mentais pode ser útil para uma gestão eficaz da SII[101] . Os fatores psicossociais podem levar à disfunção do eixo cérebro-intestino, que por sua vez causa disfunção do intestino através de vias neurais, neuroimunes e neuroendócrinas.

A prevalência da SII no sexo feminino foi significativamente mais elevada do que no sexo masculino (5,8:1) no nosso estudo.[100] Este facto é consistente com investigações anteriores realizadas especialmente sobre a SII entre estudantes universitários. Drossman DA et al[103] descobriram que a SII entre os estudantes de medicina da Malásia era diagnosticada mais frequentemente no sexo feminino do que no masculino. Nazlett stervens F et al[102] mostraram que a prevalência de SII entre os estudantes universitários chineses era de 14,5% nos homens e 16,8% nas mulheres, indicando que as estudantes do sexo feminino tinham uma prevalência maior. Os resultados de um estudo muito recente realizado no Japão com estudantes de medicina e enfermagem também mostraram que as mulheres tinham uma prevalência maior.[104] A prevalência nos países ocidentais também apresentou uma tendência semelhante, com as mulheres apresentando uma taxa mais alta de SII do que os homens. Pelo contrário, alguns relatórios de Mumbai[101], da Europa e da América do Norte indicam que a taxa é mais elevada nos homens do que nas mulheres. Uma vez que o nosso estudo foi realizado em pequena escala e que existe uma elevada proporção de mulheres e homens (297:63) a estudar na configuração da nossa população de estudo, os nossos resultados revelaram que 85,29% (87/102) das mulheres foram diagnosticadas com SII.[105]

Os factores psicossociais sempre foram amplamente reconhecidos e associados à SII. Nicholl et al[106] demonstraram que a ansiedade, a depressão e os distúrbios do sono coexistem com a SII. Hazlett-Stevens et al[102] também concluíram que a preocupação, o neuroticismo, a sensibilidade à ansiedade e a ansiedade visceral são factores importantes na ocorrência de SCI. De acordo com Kaplan DS et al.[105], 66,2% dos estudantes preencheram os critérios de perturbação psiquiátrica na sua investigação realizada em 2009. Os nossos resultados também estabeleceram este facto, com 30% dos estudantes a apresentarem SII associada à ansiedade.

Os estudantes de medicina sofrem mais stress psicológico devido aos exames e à carga de estudo. Os participantes apresentaram a coexistência de outros sintomas psicológicos, como cansaço fácil ou dificuldade em controlar a ansiedade. Têm falta de concentração em diferentes tarefas. Estes indivíduos têm dificuldade em controlar a sua raiva, o que interfere com a sua rotina normal, com o trabalho ou com as actividades universitárias.[100]

CONCLUSÃO

O nosso estudo conclui que a incidência da síndrome do intestino irritável em adolescentes que apresentam depressão foi de 30%, pelo que é necessário um tratamento precoce para reduzir o peso económico da doença, marcado pela deterioração da qualidade de vida relacionada com a saúde (QVRS). Além disso, estes dados devem ser divulgados entre os profissionais de saúde para que a investigação futura desenvolva novas estratégias para uma gestão eficaz da SII.

REFERÊNCIAS

1.   Longstreth GF, Thompson WG, Chey WD, Houghton LA, Mearin F, Spiller RC. Distúrbios funcionais do intestino. In: Drossman DA, Corazziari E, Delvaux M, Spiller RC, Talley NJ, et al., editores. Rome III: The Functional Gastrointestinal Disorders. 3ª ed., McLean, VA. McLean, VA: Degnon Associates Inc; 2006. pp. 487-555.

2.   Drossman DA. Discurso presidencial: Doença gastrointestinal e o modelo biopsicossocial. Psychosom Med. 1998;60:258-267.

3.   Drossman DA. Os distúrbios gastrointestinais funcionais e o processo de Roma III. In: Drossman DA, Corazziari E, Delvaux M, Spiller R, Talley NJ, et al., editores. Roma III: os distúrbios gastrointestinais funcionais. 3ª ed., McLean, VA. McLean, VA: Degnon Associates Inc; 2006. pp. 1-30.

4.   Van Oudenhove L, Vandenberghe J, Demyttenaere K, Tack J. Psychosocial factors, psychiatric illness and functional gastrointestinal disorders: a historical perspective. Digestion. 2010;82:201-210.

5.   Engel GL. A necessidade de um novo modelo médico: um desafio para a biomedicina. Science. 1977;196:129-136.

6.   Jones MP, Dilley JB, Drossman D, Crowell MD. Conexões cérebro-intestino em distúrbios GI funcionais: relações anatómicas e fisiológicas. Neurogastroenterol Motil. 2006;18:91-103.

7.   Creed FH, Levy R, Bradley L, Drossman DA, Francisconi C, Naliboff BD andOlden KW. Aspectos psicossociais dos distúrbios gastrointestinais funcionais. In: Drossman DA, Corazziari E, Delvaux M, Spiller RC, Talley NJ, et al., editores. Roma III: Os Distúrbios Gastrointestinais Funcionais. 3ª ed., McLean, VA. McLean, VA: Degnon Associates Inc; 2006. pp. 295-368.

8.   Adam B, Liebregts T, Holtmann G. Mechanisms of disease: genetics of functional gastrointestinal disorders - searching the genes that matter. Nat Clin Pract Gastroenterol Hepatol. 2007;4:102-110.

9.   Saito YA, Zimmerman JM, Harmsen WS, De Andrade M, Locke GR, Petersen GM, Talley NJ. A síndrome do intestino irritável agrega-se fortemente nas famílias:

um estudo de caso-controlo de base familiar. Neurogastroenterol Motil. 2008;20:790-797.

10. Bengtson MB, R0nning T, Vatn MH, Harris JR. Irritable bowel syndrome in twins: genes and environment. Gut. 2006;55:1754-1759.

11. Camilleri M. Genetics and irritable bowel syndrome: from genomics to intermediate phenotype and pharmacogenetics (Genética e síndrome do intestino irritável: da genómica ao fenótipo intermédio e farmacogenética). Dig Dis Sci. 2009;54:2318-2324.

12. Locke GR, Zinsmeister AR, Talley NJ, Fett SL, Melton LJ. Associação familiar em adultos com distúrbios gastrointestinais funcionais. Mayo Clin Proc. 2000;75:907-912.

13. Aguas M, Garrigues V, Bastida G, Nos P, Ortiz V, Ponce J. Prevalência de Síndrome do Intestino Irritável em Familiares de Primeiro Grau de Pacientes com Doença Inflamatória Intestinal. Qualidade de vida e impacto económico. Gastroenterology. 2010;138:S-627.

14. Chitkara DK, van Tilburg MA, Blois-Martin N, Whitehead WE. Factores de risco no início da vida que contribuem para a síndrome do intestino irritável em adultos: uma revisão sistemática. Am J Gastroenterol. 2008;103:765-774; quiz 775.

15. Klooker TK, Braak B, Painter RC, de Rooij SR, van Elburg RM, van den Wijngaard RM, Roseboom TJ, Boeckxstaens GE. Exposure to severe wartime conditions in early life is associated with an increased risk of irritable bowel syndrome: a population-based cohort study. Am J Gastroenterol. 2009;104:2250-2256.

16. Saps M, Bonilla S. Early life events: infants with pyloric stenosis have a higher risk of developing chronic abdominal pain in childhood. J Pediatr. 2011;159:551-4.e1.

17. Dong L, Dingguo L, Xiaoxing X, Hanming L. An epidemiologic study of irritable bowel syndrome in adolescents and children in China: a school-based study. Pediatrics. 2005;116:e393-e396.

18. Mendall MA, Kumar D. Antibiotic use, childhood affluence and irritable bowel

syndrome (IBS) Eur J Gastroenterol Hepatol. 1998;10:59-62.

19. Howell S, Talley NJ, Quine S, Poulton R. The irritable bowel syndrome has origins in the childhood socioeconomic environment. Am J Gastroenterol. 2004;99:1572-1578.

20. Hislop IG. Childhood deprivation: an antecedent of the irritable bowel syndrome (Privação na infância: um antecedente da síndrome do intestino irritável). Med J Aust. 1979;1:372-374.

21. Levy RL, Whitehead WE, Walker LS, Von Korff M, Feld AD, Garner M, Christie D. Increased somatic complaints and health-care utilization in children: effects of parent IBS status and parent response to gastrointestinal symptoms. Am J Gastroenterol. 2004;99:2442-2451.

22. Senn TE, Carey MP, Vanable PA. Childhood and adolescent sexual abuse and subsequent sexual risk behavior: evidence from controlled studies, methodological critique, and suggestions for research. Clin Psychol Rev. 2008;28:711-735.

23. Talley NJ, Fett SL, Zinsmeister AR, Melton LJ. Gastrointestinal tract symptoms and self-reported abuse: a population-based study (Sintomas do trato gastrointestinal e abuso auto-relatado: um estudo de base populacional). Gastroenterology. 1994;107:1040- 1049.

24. Han C, Masand PS, Krulewicz S, Peindl K, Mannelli P, Varia IM, Pae CU, Patkar AA. Childhood abuse and treatment response in patients with irritable bowel syndrome: a post-hoc analysis of a 12-week, randomized, double-blind, placebo-controlled trial of paroxetine controlled release. J Clin Pharm Ther. 2009;34:79-88.

25. Drossman DA, Leserman J, Nachman G, Li ZM, Gluck H, Toomey TC, Mitchell CM. Abuso sexual e físico em mulheres com distúrbios gastrointestinais funcionais ou orgânicos. Ann Intern Med. 1990;113:828-833.

26. Dumitrascu DL, Stanculete M, Costin S, Dumitrascu D, editores. Geographical Differences in the Report of Sexual Abuse in Females with Irritable Bowel Syndrome (Diferenças geográficas no relato de abuso sexual em mulheres com síndrome do intestino irritável). 19º Congresso Mundial de Medicina

Psicossomática; 26-31 de agosto de 2007; Canadá. Cidade de Québec. Canadá. Cidade de Québec: Programa Oficial; 2007.

27. Beesley H, Rhodes J, Salmon P. A raiva e o abuso sexual na infância estão independentemente associados à síndrome do intestino irritável. Br J Health Psychol. 2010;15:389-399.

28. Koloski NA, Talley NJ, Boyce PM. A history of abuse in community subjects with irritable bowel syndrome and functional dyspepsia: the role of other psychosocial variables. Digestion. 2005;72:86-96.

29. Hobbis IC, Turpin G, Read NW. A re-examination of the relationship between abuse experience and functional bowel disorders. Scand J Gastroenterol. 2002;37:423-430.

30. Videlock EJ, Mayer EA, Naliboff BD, Chang L. The Effect of Childhood Trauma and Abuse on the Development of Irritable Bowel Syndrome is Mediated by Somatization. Gastroenterology. 2010;138:S-144.

5. Sykes MA, Blanchard EB, Lackner J, Keefer L, Krasner Psychopathology in irritable bowel syndrome: support for a psychophysiological model. J Behav Med. 2003;26:361-372.

31. Van Oudenhove L, Vandenberghe J, Vos R, Holvoet L, Tack J. Factores associados à síndrome do intestino irritável co-mórbido e a sintomas semelhantes à fadiga crónica na dispepsia funcional. Neurogastroenterol Motil. 2011;23:524-e202.

32. White DL, Savas LS, Daci K, Elserag R, Graham DP, Fitzgerald SJ, Smith SL, Tan G, El-Serag HB. Trauma history and risk of the irritable bowel syndrome in women veterans. Aliment Pharmacol Ther. 2010;32:551-561.

33. Drossman D, Morris CB, Hu Y, Toner BB, Diamant N, Whitehead WE, Dalton CB, Leserman J, Patrick DL, Bangdiwala SI. Characterization of health related quality of life (HRQOL) for patients with functional bowel disorder (FBD) andits response to treatment. Am J Gastroenterol. 2007;102:1442-1453.

34. Lazarus RS. Medição do stress com base na teoria. Psychological Inquiry. 1990;1:3-13.

35. Lazarus RS, Folkman S. Stress, Appraisal and Coping. New York: Springer; 1984. pp. 141-327.

36. Fujii Y, Nomura S. Um estudo prospetivo dos factores psico-comportamentais responsáveis pela mudança do estatuto de não doente com síndrome do intestino irritável para doente com SII. Biopsychosoc Med. 2008;2:16.

37. Creed F, Craig T, Farmer R. Functional abdominal pain, psychiatric illness, and life events. Gut. 1988;29:235-242.

38. Stermer E, Bar H, Levy N. Chronic functional gastrointestinal symptoms in Holocaust survivors (sintomas gastrointestinais funcionais crónicos em sobreviventes do Holocausto). Am J Gastroenterol. 1991;86:417-422.

39. Dumitrascu DL, Baban A. Irritable bowel syndrome complaints following the uprising of December 1989 in Romania. Med War. 1991;7:100-104.

40. Sperber AD, Friger M, Shvartzman P, Abu-Rabia M, Abu-Rabia R, Abu-Rashid M, Albedour K, Alkranawi O, Eisenberg A, Kazanoviz A, et al. Rates of functional bowel disorders among Israeli Bedouins in rural areas compared with those who moved to permanent towns. Clin Gastroenterol Hepatol. 2005;3:342-348.

41. Palsson OS, Drossman DA. Psychiatric and psychological dysfunction in irritable bowel syndrome and the role of psychological treatments (Disfunção psiquiátrica e psicológica na síndrome do intestino irritável e o papel dos tratamentos psicológicos). Gastroenterol Clin North Am. 2005;34:281-303.

42. Devanarayana NM, Mettananda S, Liyanarachchi C,

Nanayakkara N, Mendis N, Perera N, Rajindrajith S. Doenças gastrointestinais funcionais predominantes na dor abdominal em crianças e adolescentes: prevalência, sintomatologia e associação com o stress emocional. J Pediatr Gastroenterol Nutr. 2011;53:659-665.

43. Chang L, Lee OY, Naliboff B, Schmulson M, Mayer EA. Sensation of bloating and visible abdominal distension in patients with irritable bowel syndrome (Sensação de inchaço e distensão abdominal visível em pacientes com síndrome do intestino irritável). Am J Gastroenterol. 2001;96:3341-3347.

44. Carver CS, Scheier MF. Perspective on personality. 4ª ed. Boston: Allyn and

Bacon; 2000.

45. Costa PT, McCrae RR. NEO PI-R Professional Manual (Revised NEO Personality Inventory and NEO Five-Fator Inventory) Odessa: Psychological Assessment Resources; 1992.

46. Chamorro-Premuzic T. Personality and individual differences (Personalidade e diferenças individuais). Malden: Blackwell Publishing Ltd; 2007. pp. 13-48.

47. Farnam A, Somi MH, Sarami F, Farhang S. Cinco dimensões da personalidade em doentes com síndrome do intestino irritável. Neuropsychiatr Dis Treat. 2008;4:959-962.

48. Tkalcic M, Hauser G, Stimac D. Differences in the health-related quality of life, affective status, and personality between irritable bowel syndrome and inflammatory bowel disease patients. Eur J Gastroenterol Hepatol. 2010;22:862-867.

49. Drossman DA, Leserman J, Li Z, Keefe F, Hu YJ, Toomey TC. Effects of coping on health outcome among women with gastrointestinal disorders (Efeitos do enfrentamento nos resultados de saúde entre mulheres com distúrbios gastrointestinais). Psychosom Med. 2000;62:309-317.

50. Wrzesmska MA, Kocur J. [A avaliação dos traços de personalidade e do nível de estilo de lidar com a situação entre os pacientes com dispepsia funcional e síndrome do intestino irritável] Psychiatr Pol. 2008;42:709-717.

51. Sifneos PE. Alexitimia: passado e presente. Am J Psychiat. 1996;153:137-142.

52. Taylor GJ, Taylor HS. Alexitimia. In: McCallum M, Piper WE, et al., editores. Psychological mindedness: A Contemporary Understanding (Personality & Clinical Psychology) Munique: Lawrence Erlbaum Associates; 1997.

53. Taylor GJ, Bagby RM, Parker JD. A Escala de Alexitimia de Toronto de 20 itens. IV. Fiabilidade e validade fatorial em diferentes línguas e culturas. J Psychosom Res. 2003;55:277-283.

54. Mattila AK, Saarni SI, Salminen JK, Huhtala H, Sintonen H, Joukamaa M. Alexitimia e qualidade de vida relacionada com a saúde numa população geral.

Psychosomatics. 2009;50:59-68.

55. Portincasa P, Moschetta A, Baldassarre G, Altomare DF, Palasciano G. Dismotilidade pan-entérica, qualidade de vida prejudicada e alexitimia num grande grupo de doentes que satisfazem os critérios ROMA II para a síndrome do intestino irritável. World J Gastroenterol. 2003;9:2293-2299.

56. Costin S, Petrar S, Dumitrascu DL. Alexitimia em mulheres romenas com síndrome do intestino irritável (SII) J Psycho Res. 2006;61:426.

57. Mattila AK, Kronholm E, Jula A, Salminen JK, Koivisto AM, Mielonen RL, Joukamaa M. Alexithymia and somatization in general population. Psychosom Med. 2008;70:716-722.

58. Drossman DA, Chang L, Schneck S, Blackman C, Norton WF, Norton NJ. A focus group assessment of patient perspectives on irritable bowel syndrome and illness severity (Uma avaliação de grupo de discussão das perspectivas dos pacientes sobre a síndrome do intestino irritável e a gravidade da doença). Dig Dis Sci. 2009;54:1532-1541.

59. Widiger TA, Thomas A, editores . Manual de Diagnóstico e Estatística das Perturbações Mentais. 4a ed. Washington: American Psychatric Publishing; 1994.

60. Gomborone J, Dewsnap P, Libby G, Farthing M. Abnormal illness attitudes in patients with irritable bowel syndrome. J Psychosom Res. 1995;39:227-230.

61. Kellner R. Somatization and hypochondriasis (Somatização e hipocondria). New York: Praeger; 1986.

62. Sirri L, Grandi S, Fava GA. The Illness Attitude Scales. Um índice clinimétrico para avaliar medos e crenças hipocondríacas. Psychother Psychosom. 2008;77:337-350.

63. Folkman S, Lazarus RS. Manual do questionário Ways of coping. Palo Alto: Consulting Psychologists Press; 1988.

64. Rosenstiel AK, Keefe FJ. A utilização de estratégias de coping em doentes com dor lombar crónica: relação com as características do doente e ajustamento atual. Pain. 1983;17:33-44.

65. Endler NS, Parker JDA. Inventário de enfrentamento de situações de stress (CISS): Manual. 2ª ed. Toronto: Multi-Health Systems; 1999.

66. Schwarzer R, Schwarzer C. Um estudo crítico dos instrumentos de coping. In: Zeidner M, EndlerNS , et al., editores. Handbook of coping: theory, research, applications. New York: John Wiley and Sons; 1996. pp. 107-133.

67. Keogh E, Asmundson GJG. Afetividade negativa, catastrofização e sensibilidade à ansiedade. In: Asmundson GJG, Vlaeyen JWS, Crombez G, et al., editores. Understanding and treating fear of pain (Compreender e tratar o medo da dor). New York: Oxford University Press; 2004. pp. 91-117.

68. Lackner JM, Quigley BM, Blanchard EB. Depressão e dor abdominal em pacientes com SII: o papel mediador da catastrofização. Psychosom Med. 2004;66:435-441.

69. Drossman DA. Do psychosocial factors define symptom severity and patient status in irritable bowel syndrome? Am J Med. 1999;107:41S-50S.

70. Creed F, Ratcliffe J, Fernandes L, Palmer S, Rigby C, Tomenson B, Guthrie E, Read N, Thompson DG. Outcome in severe irritable bowel syndrome with and without accompanying depressive, panic and neurasthenic disorders. Br J Psychiatry. 2005;186:507-515.

71. Whitehead WE, Palsson OS, Levy RL, Von Korff M, Feld AD, Turner MJ. Comorbid psychiatric disorders in irritable bowel (IBS) and inflammatory bowel disease (IBD) Gastroenterology. 2003;124:A398.

72. Savas LS, White DL, Wieman M, Daci K, Fitzgerald S, Laday Smith S, Tan G, Graham DP, Cully JA, El-Serag HB. Irritable bowel syndrome and dyspepsia among women veterans: prevalence and association with psychological distress. Aliment Pharmacol Ther. 2009;29:115-125.

73. Graham DP, Savas L, White D, El-Serag R, Laday-Smith S, Tan G, El-Serag HB. Irritable bowel syndrome symptoms and health related quality of life in female veterans (Sintomas da síndrome do intestino irritável e qualidade de vida relacionada com a saúde em veteranas). Aliment Pharmacol Ther. 2010;31:261-273.

74. Henningsen P, Zimmermann T, Sattel H. Medically unexplained physical symptoms, anxiety, and depression: a meta-analytic review. Psychosom Med. 2003;65:528-533.

75. Mikocka-Walus AA, Turnbull DA, Andrews JM, Moulding NT, Wilson IG, Harley HA, Hetzel DJ, Holtmann GJ. Psychological problems in gastroenterology outpatients: A South Australian experience. Psychological co-morbidity in IBD, IBS and hepatitis C. Clin Pract Epidemiol Ment Health. 2008;4:15.

76. Lee S, Wu J, Ma YL, Tsang A, Guo WJ, Sung J. Irritable bowel syndrome is strongly associated with generalized anxiety disorder: a community study. Aliment Pharmacol Ther. 2009;30:643-651.

77. Zigmond AS, Snaith RP. The hospital anxiety and depression scale. Ata Psychiatr Scand. 1983;67:361-370.

78. Sarna T, Mailer C, Hyde JS, Swartz HM, Hoffman BM. Ressonância dupla electron-nuclear em melaninas. Biophys J. 1976;16:1165-1170.

79. Labus JS, Bolus R, Chang L, Wiklund I, Naesdal J, Mayer EA, Naliboff BD. The Visceral Sensitivity Index: desenvolvimento e validação de uma escala de ansiedade específica para sintomas gastrointestinais. Aliment Pharmacol Ther. 2004;20:89- 97.

80. Jerndal P, Ringstrom G, Agerforz P, Karpefors M, Akkermans LM, Bayati A, Simrén M. Gastrointestinal-specific anxiety: an important fator for severity of GI symptoms and quality of life in IBS. Neurogastroenterol Motil. 2010;22:646- e179.

81. Dobie DJ, Kivlahan DR, Maynard C, Bush KR, Davis TM, Bradley KA. Posttraumatic stress disorder in female veterans: association with self-reported health problems and functional impairment. Arch Intern Med. 2004;164:394-400.

82. Miller AR, North CS, Clouse RE, Wetzel RD, Spitznagel EL, Alpers DH. A associação entre a síndrome do intestino irritável e a perturbação de somatização. Ann Clin Psychiatry. 2001;13:25- 30.

83. North CS, Downs D, Clouse RE, Alrakawi A, Dokucu ME, Cox J, Spitznagel EL, Alpers DH. A apresentação da síndrome do intestino irritável no contexto da perturbação de somatização. Clin Gastroenterol Hepatol. 2004;2:787-795.

84. Creed F, Barsky A. A systematic review of the epidemiology of somatisation disorder and hypochondriasis. J Psychosom Res. 2004;56:391-408.

85. Locke GR, Weaver AL, Melton LJ, Talley NJ. Psychosocial factors are linked to functional gastrointestinal disorders: a population based nested case-control study. Am J Gastroenterol. 2004;99:350-357.

86. Zimmerman J. Extraintestinal symptoms in irritable bowel syndrome and inflammatory bowel diseases: nature, severity, and relationship to gastrointestinal symptoms. Dig Dis Sci. 2003;48:743-749.

87. Talley NJ, Dennis EH, Schettler-Duncan VA, Lacy BE, Olden KW, Crowell MD. Overlapping upper and lower gastrointestinal symptoms in irritable bowel syndrome patients with constipation or diarrhea (Sobreposição de sintomas gastrointestinais superiores e inferiores em pacientes com síndrome do intestino irritável com obstipação ou diarreia). Am J Gastroenterol. 2003;98:2454-2459.

88. Halder SL, Locke GR, Talley NJ, Fett SL, Zinsmeister AR, Melton LJ. Impact of functional gastrointestinal disorders on health-related quality of life: a population-based casecontrol study (Impacto das perturbações gastrointestinais funcionais na qualidade de vida relacionada com a saúde: um estudo de controlo de casos de base populacional). Aliment Pharmacol Ther. 2004;19:233-242.

89. Holtmann G, Kutscher SU, Haag S, Langkafel M, Heuft G, Neufang-Hueber J, Goebell H, Senf W, Talley NJ. A apresentação clínica e os factores de personalidade são preditores da resposta ao tratamento em doentes com dispepsia funcional; um estudo cruzado aleatório, em dupla ocultação e controlado por placebo. Dig Dis Sci. 2004;49:672-679.

90. Barsky AJ, Orav EJ, Bates DW. Somatization increases medical utilization and costs independent of psychiatric and medical comorbidity. Arch Gen Psychiatry. 2005;62:903-910.

91. Lee S, Kleinman A. As perturbações somatoformes estão a mudar com o tempo? O caso da neurastenia na China. Psychosom Med. 2007;69:846-849.

92. Lydiard RB, Greenwald S, Weissman MM, Johnson J, Drossman DA, Ballenger JC. Panic disorder and gastrointestinal symptoms: findings   from   the

NIMH Epidemiologic Catchment Area project. Am J Psychiatry. 1994;151:64-70.

93. Lydiard RB. Aumento da prevalência de perturbações gastrointestinais funcionais na perturbação de pânico: implicações clínicas e teóricas. CNS Spectr. 2005;10:899-908.

94. Derogatis LR. SCL-90-R, Manual de Administração, Pontuação e Procedimentos para a Versão Revisada. 2ª ed. Towson: Clinical Psychometric Research; 1983.

95. Spielberger CD, Gorsuch RL, Lushene RE. Manual for the State-Trait Anxiety Inventory. Palo Alto: Consulting Psychologists Press; 1970.

96. Beck AT, Ward CH, Mendelson M, Mock J, Erbaugh J. Um inventário para medir a depressão. Arch Gen Psychiatry. 1961;4:561-571.

97. Hillila MT, Siivola MT, Farkkila MA. Comorbilidade e utilização dos serviços de saúde entre os doentes com síndrome do cólon irritável. Scand J Gastroenterol. 2007;42:799-806.

98. Whitehead WE, Palsson O, Jones KR. Revisão sistemática da comorbilidade da síndrome do cólon irritável com outras perturbações: quais são as causas e implicações? Gastroenterology. 2002;122:1140-1156.

99. Naeem SS, Siddiqui EU, Kazi AN , Memon AA, Khan ST,1 . Prevalência e factores associados à síndrome do intestino irritável entre estudantes de medicina de Karachi, Paquistão: A cross-sectional study Publicado online em 24 de maio de 2012:2-12.

100. Shah S, Bhatia S, Mistry F. Epidemiology of dyspepsia in the general population in Mumbai. Indian J Gastroenterology. 2001;20(3):103-6.

101. Hazlett-Stevens H, Craske M, Mayer E, Chang L, Naliboff B. Prevalence of irritable bowel syndrome among university students:The roles of worry, neuroticism, anxiety sensitivity and visceral anxiety. J Psychosomatic Res. 2003;55(6):501-5.

102. Drossman DA, Camilleri M, Mayer EA, Whitehead WE. Revisão técnica da AGA sobre a síndrome do intestino irritável. Gastroenterology. 2002;123:2108-2131.

103. Creed F, Guthrie E, Ratcliffe J, Fernandes L, Rigby C, Tomenson B, Read N, Thompson DG. Does psychological treatment help only those patients with severe irritable bowel syndrome who also have a concurrent psychiatric disorder? Aust N Z J Psychiatry. 2005;39:807-815.

104. Kaplan DS, Masand PS, Gupta S. The relationship of irritable bowel syndrome (IBS) and panic disorder (A relação entre a síndrome do intestino irritável e a perturbação do pânico). Ann Clin Psychiatry. 2009;8:81-88.

105. Nicholl BI, Halder SL, Macfarlane GJ, Thompson DG, O'Brien S, Musleh M, McBeth J. Marcadores de risco psicossocial para a síndrome do intestino irritável de início recente - resultados de um grande estudo prospetivo de base populacional. Pain. 2008;137:147-155.

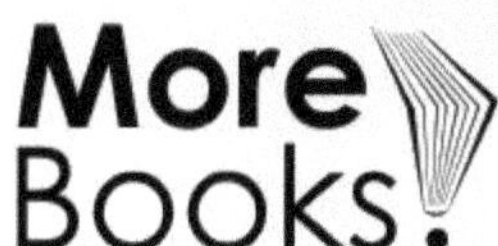
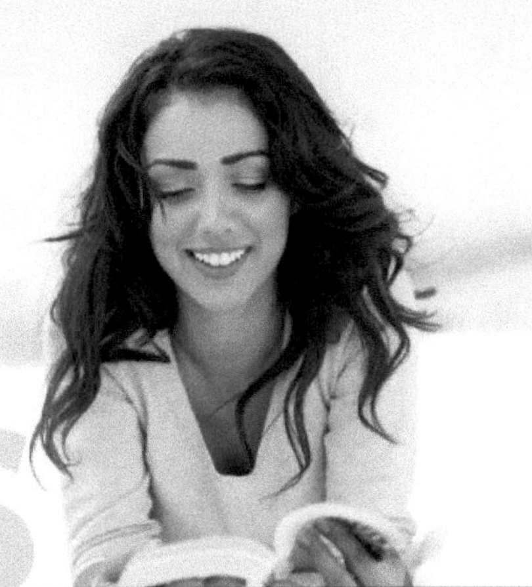

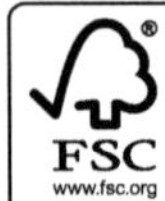